마음을 마음대로
조 절 할   수
있   을   까

마음을 마음대로 조절할 수 있을까

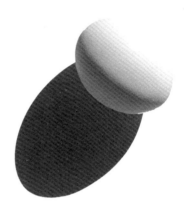

신경조절기술과 신경윤리에 대하여

류영준 외
지음

이상북스

이 책을 읽기 전에

본문에 혼동을 줄 수 있는 여러 용어가 혼용되어 있어 간략하게 그 의미를 밝힌다.

우리가 흔히 '뇌과학'이라고 하는 'neuroscience'는 '신경과학'이라고 하는 것이 더 적확한 표현이다. 그래서 이 책에서는 '뇌과학'이라는 용어 대신 '신경과학'이라는 용어를 주로 사용했다. 다만 '뇌 연구'라는 법정용어가 있기 때문에 이에 해당하는 문장에서는 '신경 연구'가 아닌 '뇌 연구'라는 용어를 썼다. '뇌 연구'는 신경계를 대상으로 한 연구 전반을 가리킨다.

'신경조절기술'은 수많은 '신경과학기술' 중 일부이며, '뇌자극기술'은 많은 '신경조절기술' 중 하나로 뇌를 자극하여 조절하는 것을 말한다.

서문

현대 사회를 사는 우리는 서로를 밀치며 바쁘게 살아간다. 하루 하루가 전쟁 같고 마음 편할 날이 없다. 일요일 저녁엔 월요일이 걱정되어 기분이 나빠지고, 월요일 퇴근길 심정은 상처받은 마음을 부여잡고 집으로 돌아가는 패잔병과도 같다. 잠자리에 들어서도 낮에 들은 상사의 폭언과 나의 실수가 생각나 쉽사리 잠을 이룰 수 없고, 그렇게 뒤척이다 보면 아침이다. 이런 나날이 하루 이틀 쌓여가지만, 언제 이런 지긋지긋한 생활을 청산할 수 있을지 기약이 없다. 어떤 이는 틈만 나면 자신만의 골방으로 들어가 세상과 단절하고, 또 다른 이는 좋아하는 것에 몰두하며 일상의 괴로움을 잊고자 하는 것이 지금 우리의 모습은 아닐까? 하지만 하루가 멀게 뉴스에서 보게 되는 삶의 극단적 장면들을 생각하면, 이렇게라도 풀 수 있는 사람은 다행일지 모른다.

누가 인생을 고통이라 했던가. 우리를 잠 못 들게 하고 '이불

킥'을 하게 만드는 것은 무엇일까? 기억하기 싫은 것이 자꾸 기억나고, 생각하기 싫은데도 생각이 난다. 나도 모르게 화가 치밀어 오르고, 어떨 땐 우울한 감정으로 인해 아무것도 하기 싫다. 그렇다. 내 것인데 내가 조절할 수 없다. 바로 우리의 마음이다.

가슴에서 머리로 옮겨온 마음

"마음 마음 마음이여, 가히 찾기가 어렵구나." 이 말은 1500년 전 인도 사람인 보리달마가 한 말로 《혈맥론》이라는 고서에 전해져온다. 이보다 더 오래된 4500년 전 고대 이집트에서도 사람들은 '남수련'이라는 식물로 기분을 좋게 했으니, 인간이 마음 때문에 고통을 받은 것은 실로 오래되었다고 할 수 있다. 그렇다면 마음을 마음대로 조절할 수 있으면 되지 않을까?

그러려면 우선 마음이 어디에 있는지부터 알아야 했다. 지금도 한국 사람들은 마음이 아프다며 가슴으로 손을 가져간다. 이것은 비단 한국만이 아니라 기록이 남아 있는 한 오래전부터 동서양을 막론하고 비슷했다. 하지만 과학은 사람들의 그러한 무지를 그대로 두지 않았다. 과학은 가슴에 얹던 손을 머리로 옮겨놓았다. 그렇다. 과학은 우리가 보고 느끼고 생각하고 기억하고 듣고 말하는 모든 마음의 작용이 '뇌'라는 장기에서 일어난다는 사실을 우리에게 알려주었다. 더 나아가 우리가 어떻게 기

억하고 보고 느끼는지 그 작용이 발생하는 뇌의 지점까지 밝혀
내고 있으며, 이를 근거로 의사들은 마취도 하지 않고 사람의
머리에 작은 구멍을 뚫고 전기 침을 넣어 병을 고치게 되었다.
아예 수술 과정 없이 머리를 자기장과 전기로 자극해 불면의 밤
을 치료하기도 한다. 고대 이집트의 남수련부터 대마, 아편, 커
피와 같은 중추신경계에 작용하는 천연물에 더해 인간의 뇌에
직접 자극을 주는 합성물과 기계까지, 신경과학의 산물이 우리
곁으로 다가온 것이다.

신경과학자와 신경윤리학자의 대화

이 책은 수술적 과정을 거치든 거치지 않든, 우리 곁에 다가온
뇌를 자극하는 신경과학기술에 대한 우리의 의문과 우려를 해
결하기 위해 쓰였다. '과연 이 기술은 안전하고 부작용이 없을
까?' '정말 효과가 있을까?'라는 질문에서부터 '성격과 기억 같
은 인간 고유의 정체성을 구성하는 뇌의 기능이 이러한 기술로
인해 변화하지는 않을까?' 같은 철학적 문제까지 다루었다.

또 뇌자극기술에 법적 문제나 사회적 문제는 없는지, 이러한
기술 사용에 사용자인 대중이 왜 참여해야 하는지 그 필요성까
지 다루었다. 예전처럼 과학이 성취한 것을 받기만 하는 존재로
서 대중을 생각하지 않고, 우리 모두의 삶에 영향을 미치는 과
학에 대해 함께 이야기하고자 했다. 이것을 '신경윤리' 활동이

라고 한다.

이 책은 신경과학자와 신경윤리학자 들의 대화의 결과물이며, 오늘도 후회하는 마음을 부여안고 이불을 걷어차며 잠 못 드는 우리 모두에게 함께 대화하며 나아가자고 제안하는 손짓이다.

이 책 1부는 '침습적 및 비침습적 뇌자극기술'이라는 신경과학 기술을 인문학적 시선으로 바라보았다. 병리학자이자 인문학자인 류영준 교수의 "마음의 주소"에서는 가슴이 아니라 우리의 머리에 마음이 있다는 것을 인류가 어떻게 알게 되었는지 그 역사를 간략히 정리했고, 같은 필자의 "어떻게 마음을 조절할 수 있을까?"에서는 뇌자극기술에 대해 대중이 궁금해하는 것을 알기 쉽게 정리했다.

법학자인 양지현 박사의 "내 마음이 보이나요?"는 기술의 발전으로 숨기고 싶은 내 마음을 남이 알게 되는 것은 아닐까 하는, 요즘 이 바닥에서 '핫'한 '신경 프라이버시' 논쟁을 다루었다. 생명윤리학자인 최신우 교수의 "상처 없이 내 마음을 조절할 수 있을까?"는 비침습적 뇌자극기술이 인간의 심리에 미치는 영향에 대한 철학적 내용을 담았다. 의료윤리학자인 유상호 교수의 "이익과 위험, 어느 쪽이 더 중요할까?"에서는 절대적으로 안전하지만은 않은 뇌자극기술에 대해 분석하고, 과연 우리가 얻는 이익과 위험은 무엇인지, 선택에 필요한 정보를 제공한다. 형법학자 최민영 박사의 "금지와 허용 사이에서"는 현재 뇌자극기술의 법적 쟁점이 무엇인지, 그리고 이 기술을 어떻게 규제할 수 있는지를 살펴보았다.

2부는 뇌자극기술만이 아니라 신경과학 전체에 대한 신경윤리적 시선을 담았다. 철학자인 추정완 교수의 "신경과학에 왜 윤리가 필요할까?"에서는 신경윤리가 무엇이며, 각각의 철학자들이 신경과학을 어떻게 바라보는지에 관해 이야기한다. 과학사회학자 김동광 교수는 "과도한 기대와 잘못된 속설을 넘어"에서 이것이 단순히 과학자의 연구 업적이 아니며, 우리의 세금으로 연구비를 대고 결과물이 사회로 나오면 함께 사용하고 영향받는 것이기에 대중이 처음부터 함께해야 한다는 당위를 말한다. 끝으로 한국뇌연구원 정성진 박사의 "세계가 하나되어"에서는 미국·캐나다·호주·일본·한국·중국·유럽연합으로 이루어진 '국제브레인이니셔티브'에서 신경윤리 활동이 어떻게 이루어지고 있는가를 알려준다.

서로의 전문성을 융합하며
대중에게 나아가는 첫걸음

과학과 인문학은 서로 다른 방향으로 달려왔다고 해도 과언이 아니다. 이제는 너무 멀리 떨어져서 서로가 사용하는 언어까지 다르게 된 것이 아닌가 생각될 정도다. 간간이 서로 만나는 자리에서 번번이 각자의 차이만을 확인하는 것이 한국의 현실이다. '신경'이라는 그 특수성으로 인해 과학 분야 중에서도 이해하기가 쉽지 않고 이 분야를 전공한 인문학자도 드물어 새롭게 진입하고 있는 기존 인문학자들에겐 거의 외계어로 들릴 지경이다. 하지만 두 영역은 서로 배치되는 것이 아닐뿐더러 '인간을 위해서'라는 목표가 생긴다면 언제든 함께 힘을 합칠 수 있는 사이라고 생각한다. 서로가 힘들여 연구한 전문적 산물을 그 재원을 댄 국민에게 돌려줄 의무 역시 있다. 인간게놈프로젝트에도 그랬듯이, 그 이후의 국가적 큰 사업인 신경과학 분야 연구과정에서도 서로 융합해야 한다. 이럴 때일수록 서로 더 자주 만나 서로의 이야기를 더 많이 나누어야 한다. 지금까지 해왔던 익숙한 대립과 반목의 자세로는 이야기를 나누기 힘들다. 신경과학 분야에도 수백 가지 영역이 있고 인문학 역시 그렇다. 서로의 영역에 서 있지만 때에 따라 하나의 주제에 집중해 서로의 전문성을 융합한다면 그 혜택은 주인공인 대중에게 돌아갈 것이다. 이 책은 그런 의지에서 시작된 신경윤리 대중서다. 처음으로 신경과학을 인문학자들의 다양한 의견으로 버무려 내놓고 대중이 다가오기를 기다리면서 말이다.

한국연구재단 신경윤리과제 총괄책임자
류영준

일러두기

1. 본문에서 책 제목은 《 》, 잡지와 신문, 보고서 명은 〈 〉, 논문 제목과 시·그림·
   노래 제목은 " "로 표기했다.
2. 외국 인명과 지명은 국립국어원의 외래어 표기법과 용례를 따랐다. 다만 국내
   에서 이미 굳어진 인명과 지명의 경우 통용되는 표기를 따랐다. 정확한 의미 전
   달이나 더 많은 자료를 찾아보는 데 필요하다고 판단되는 경우에만 원어나 한자
   를 병기했다.
3. 각종 용어도 의미 전달을 위해 선택적으로 원어를 병기했다.
4. 각종 단위는 가독성을 위해 약물로 표기됐다.
5. 각주의 서지사항은 출판사의 표기 원칙에 준해 통일했다.
6. 이 책은 과학기술정보통신부의 재원으로 한국연구재단 바이오·의료기술개발
   사업의 지원을 받아 수행된 연구입니다(NO. 2019M3E5D2A02064496).

차례

2부 신경과학기술에 대한 신경윤리적 시선

1부

침습적·비침습적
신경조절기술

마음의 주소

류영준

서울대학교에서 인문의학(의학 역사와 생명윤리)으로 박사학위를 받았다. 현재 한국생명윤리학회 총무이사와 신경윤리연구회 간사를 맡고 있으며, 2019년부터 연구재단에서 지원하는 신경윤리 연구과제 총괄책임자로 일하고 있다. 병리과 전문의로 뇌 부검 및 진단 업무를 하고 있으며, 2013년부터 5년간 보건복지부 지원 강원 지역 인체자원은행장, 2017년부터 3년간 과학기술정보통신부 지원 강원 및 충청 지역 뇌은행장을 역임했다.

마음의 거처를 찾아서

우리는 정신활동이 머리에서 일어난다는 사실을 어떻게 알고 있을까? 학교에서 배우지 않았다면 우리가 생각하고 기억하고 계산하고 화내고 기뻐하는 그 모든 것이 '뇌'라는 우리 몸속의 한 장기에서 일어난다는 것을 직관적으로 알 수 있었을까? 지금도 한국 사람은 마음을 이야기할 때 가슴에 손을 얹는데 말이다.

　인간이 처음부터 정신 활동이 뇌에서 일어난다고 생각한 것은 아니다. 마음의 거처가 어디인가에 대한 논쟁은 과학의 확증이 있기 전까지 꽤 오래 지속되었고 첨예하게 대립했다. 고대 중국 의학서인 《황제내경》黃帝內經에선 중요한 장기를 분류한 체계인 '오장육부'[1]에 뇌를 포함하지 않았을 뿐 아니라 정신을 담

1　오장육부五臟六腑란 한의학에서 인체의 내부 장기를 통칭하는 말로 내부가 충실한

당하는 기관은 심장이라 여겼다. 근대의학이 한반도에 도입되기 전 수천 년간 우리 민생을 책임진 의학은 이런 한의학이었고, 뇌를 보는 한의학의 시각은 알게 모르게 우리에게 많은 영향을 미쳤을 것이다. 우리에게 큰 영향을 미친 또 하나의 학문인 유학儒學은 음양오행陰陽五行을 바탕으로 하는 《주역》[2]을 통해 마음이 심장에 있다는 동양인의 인식을 더욱 공고히 했다.

한편 서양 사람들은 마음이 어디에 있다고 생각했을까? 고대 그리스 신화에는 뇌가 정신의 거처임을 암시하는 몇 가지 단서가 남아 있다. 전쟁과 지혜의 여신 아테나는 제우스의 심장이 아닌 머리에서 태어났다. 프로메테우스가 인간을 흙으로 빚은 후 아테나는 사람에게 줄 선물로 한 마리 나비를 날려 보냈고 그것이 인간의 콧구멍으로 들어가자 비로소 마음이 깃들었다고 한다. 나비는 그리스 말로 '프시케'Psyche, 즉 마음 또는 영혼이라는 의미로 정신의학을 '사이키아트리'Psychiatry로 부르는 것은 이 어원에서 나온 것이다. 또 서양의학의 시작점으로 여겨지는 《히포크라테스 전집》에는 "뇌는 의식의 전조"라고 기록되어 있으며, 데모크리토스는 뇌를 "신체의 보초병이며 지성의 파수꾼"이라고 표현했다. 하지만 뇌가 마음의 거처라는 데 의견이 일치되었던 것은 아니다. 철학자 플라톤은 "뇌는 시각이나 청각과 같은 감각의 원천이긴 하지만 정신과는 별개"이며 정신

오장과 공허한 육부가 있다는 말이다. 오장에는 심장, 폐, 간, 비장, 신장이 있고 육부에는 위, 대장, 소장, 쓸개, 삼초, 방광이 들어간다.

2 《주역》(역경)은 유교의 3경인 《시경》《서경》《역경》 중 하나다.

은 물질보다 더 본질적이라고 단언했다. 그래서 정신은 뇌와 심장과 같은 물질에서 절대 나올 수 없고 다른 세상인 '이데아계'에 존재한다고 생각했다. 보다 현실적이었던 플라톤의 제자 아리스토텔레스 역시 "인간의 정신은 뇌와 완전히 결별하고 심장과 맺어진다"며 심장이야말로 감정과 관념이 발생하는 장소로서 감정과 관념을 모아 몸 전체를 다스리는 "신체의 아크로폴리스"라는 심장론을 펼쳤다. 뇌는 심장의 온기에서 출현한 뜨거운 정신을 식히는 기능을 한다고 생각했다. 이렇게 양측의 주장은 팽팽하게 이어졌다.

하지만 마음을 둘러싼 논쟁의 균형은 오래가지 않았다. 기독교가 지배했던 중세로 들어서면서 그 중심이 심장론으로 크게 기울었기 때문이다. 이데아에 대한 플라톤의 생각은 기독교의 교리에 잘 맞는 옷이었다. 교회는 이를 고스란히 차용했고 "영혼은 천상에 있는 것인데 어떻게 물질에서 정신이 출현할 수 있다는 말인가"라며 관련된 질문 자체를 금기시하기에 이른다. 이렇게 심장론은 천 년이 넘도록 중세를 지배했고 르네상스를 거치며 근세에 들어서도 좀처럼 깨지지 않는 지배적 사상이었다.

그러나 과학이 발전하면서 실험의 증거들은 부인할 수 없는 증명을 해가며 과거의 오류를 하나하나 수정하기 시작했다. 신경과학 분야에서도 인간해부와 동물실험을 통해 정신 활동의 거처에 대한 답이 실체를 드러내기 시작했다. 레오나르도 다빈치는 피렌체에서 사체를 직접 해부한 뒤 '의식은 뇌와 직결된다'는 결론에 이른다. 그렇지만 아쉽게도 의식의 위치가 '뇌실'

이라고 불리는 뇌의 공간에서 나온다는 어이없는 주장에 머물렀다. 근대철학의 문을 활짝 연 데카르트 역시 영혼이 뇌에 있다고 생각했지만, 영혼의 위치는 뇌의 중앙에 있는 '송과체'에 있다고 믿었다. 게다가 그는 기본적으로 신체와 정신이 별개라는 '심신이원론'을 주장했다.

진실을 가둔 터널 같은 어둠은 산업혁명으로 개발된 진단기구와 이를 이용한 실험의 발달로 그 끝을 보였고 다시는 되돌릴 수 없는 결론에 도달했다. 뇌가 정신의 거처임이 과학적으로 확증되면서 이를 바탕으로 한 철학의 발전으로 이어졌다. 스피노자는 '정신은 신체의 관념'이라는 주장으로 데카르트의 심신이원론에 반대하며 신체와 정신의 통일을 추구했고, 여기서 한 걸음 더 나아간 존 로크는 '생각하는 물질'의 존재를 주장하기에 이른다. 결국 19세기 말 스위스의 뇌과학자 어거스트 포렐August Henri Forel이 "영혼과 살아 있는 뇌의 활동은 둘이 아닌 하나"라고 선언하면서 마음의 거처에 대한 논쟁은 과학에서뿐만 아니라 철학적으로도 종지부를 찍었다.

이렇듯 인간은 정신이 뇌에 있다는 것은 밝혀냈지만 슈뢰딩거Erwin Schrodinger가 그의 저서 《정신과 물질》Mind and Matter에서 제기한 "어떻게 물질에서 정신이 출현할 수 있는가?"라는 질문 앞에서 또 한 번 벽에 부딪혔다. 우리는 아직도 이 의문의 지점에서 한 발자국도 나아가지 못하고 있는데 또 다른 문제까지 만났다. 즉 우리가 흔히 사용하는 '마음'이라는 단어를 뇌과학자들은 금기어처럼 여긴다는 것이다. 왜냐하면 그들에게 '마음'이니 '자아'니 '의식' '정신' '영혼' 따위의 말은 그 정의가 모호하고 과학적으로 증명되지 않은 일상의 단어이기 때문이다. 이것은 흡사 프랑스 천문학자 피에르 시몽 라플라스Pierre Simon Laplace가 나폴레옹에게 "우리에겐 신이라는 가설이 필요치 않다"라고 말한 것과 같아서 뇌를 연구하는 과학자들에게는 '마음'이나 '영혼'이라는 가설이 필요하지 않은 것과 비슷하지 않을까 생각한다. 대신 그들은 소위 '마음'에서 일어나는 여러 현상을 대상화하기 위해 '퀄리아'Qualia라는 개념을 사용한다. 예를 들면 우리가 빨갛게 잘 익은 사과를 볼 때 '빨갛다'라고 느끼는 색은 사과가 가진 고유의 속성이 아닐까 본능적으로 생각했었다. 그러나 과학이 발달한 지금 그것이 그렇게 간단한 문제가 아님을 알게 됐다. 이 빨강은 사과의 고유한 속성이 아니라 사람의 시신경으로 700nm의 빛을 받아 뇌의 후두부까지 전달되고 느끼는 개개인의 '주관적인 어떤 것'임을 알게 되었기 때문이다. 뇌과학자들은 사과의 빨간색뿐 아니라 소리, 냄새, 촉감, 의도, 생각 등도 역시 뇌가 감지하는 주관적인 어떤 것인 '퀄리아'라고 생각한다. 이것은 일률적이고 객관적인 것이 아니라 개인의 주관적인 신호, 나아가 일종의 '환상'으로 해석할 수 있는 것이다.

뇌는 감각기관으로부터 받아들여서 생긴 이런 퀄리아뿐만 아니라 이를 매개로 새로운 감정을 발생시키고 기억도 만들어 낸다. 또 뇌는 우리를 밤이면 잠들게 하고, 그동안 면역계를 정비하고 자율신경계를 조절하며 호르모은 분비한다. 긴 녑이 발달한 영장류는 변연계에서 발생한 여러 감정과 기억을 모아서 메타적 인지와 고차원적 사고를 할 수 있게 되었고, 이것으로 진화를 이룬 인류는 우리만의 '환상적인' 문명을 발달시켜왔다.

뇌가 주는 고통과 쾌락

우리의 뇌는 중요한 정신 기능을 하고 있지만 스스로 마음대로 할 수 없다. 내 신체의 일부인데도 불구하고 내 마음대로 되지 않는 것이다. 문제는 여기에서 발생한다. 피곤한데 밤에 잠을 자지 못하고, 생각하고 싶지 않아도 무엇인가 계속 생각이 나며, 아예 없던 일처럼 잊고 싶지만 자기도 모르게 생각이 떠오른다. 그렇다. 우리는 뇌로 인해 스스로 고통을 받는다.

30대 요리사 A씨는 코로나바이러스감염증-19에 걸렸다가 다행히 회복되었지만 이전과 같이 냄새나 맛을 느끼지 못했다. 그는 오랜 시간 노력해 성취한 요리실력을 제대로 발휘하지 못하게 되었고 결국 직장도 잃었다. 직장을 잃자 밤에 잠이 오지 않았고, 잠을 설치는 날이 계속되자 식욕도 떨어지고 우울감에 휩싸였다. 새로운 일을 찾아야겠다는 마음으로 시험을 준비하고 있지만 도무지 집중이 되지 않았다. 이렇듯 인간은 뇌 기능의 일부인 후각과 미각을 손상당한 것만으로도 정상적인 생활을 하지 못하는 큰 고통을 받게 되는 것이다. 이런 고통은 인간으로 하여금 조절되지 않는 우리의 뇌를 조절하고 싶다는 욕망을 품게 만들었다.

나쁜 기분, 오지 않는 잠, 만성 통증이 현대를 사는 지금 우리만의 고통일까? 아니다. 고대의 여러 기록에는 고통을 없애기 위한 인간의 노력이 무수히 등장한다. 스페인 알타미라의 고대 벽화를 보면 샤먼이 정체 모를 버섯을 주워 먹는 장면이 있다. 아프리카에선 실로시빈psilocybin이라는 환각물질이 들어 있는 버섯을 먹으면 기분도 좋고 눈도 잘 보인다고 했다. 고대 이집트의 벽화나 도자기를 보면 밝은 얼굴로 파란 꽃다발을 든 사람들이 꽃향기를 맡는 장면도 있는데, 이 꽃은 바로 이집트파란수련Blue Egyptian water lily이다. 그들은 이 꽃이나 씨를 찧어 수면제로 사용했다는 기록이 있다.

《삼국지연의》에도 화살을 맞은 관우를 화타가 치료하는 장면이 나오는데, 화타가 사용한 마취제는 흰독말풀로 만든 마비산이고, 그래서 관우는 치료를 받으며 태연하게 바둑을 둘 수 있었던 것이다. 그리스 신화에는 대지의 여신 데메테르가 딸의 납치로 충격을 받아 잠을 이루지 못하자 아편을 먹고 잠드는 장면도 있다. 호메로스의 《일리아드》와 《오디세이》에도 우울증과 불면증에 시달리는 부상당한 병사들에게 아편을 술에 섞어 먹이는 장면이 나온다. 의학서적인 《히포크라테스 전집》에서도 아편을 '고통의 구원자'라 불렀다. 커피 역시 중세 이슬람 수도사들이나 가톨릭 수사들이 잠을 쫓기 위해 각성의 용도로 사용한 것으로 유명하고, 담배도 콜럼버스가 아메리카 대륙을 발견한 이후 유럽에 전파되어 뇌에 작용하는 물질로 널리 사용되었다.

고대 로마의 율리우스 카이사르도 즐겨 사용한 오래된 향정신성 물질인 대마초는 네덜란드나 미국 캘리포니아주에서는 합법적으로 사용되기도 한다.

이렇듯 인류는 향정신성 물질이 포함된 천연물을 이용해 감각을 마비시켜 고통에서 벗어났다. 인간은 오래전부터 오지 않는 잠을 자게 하거나 각성시켜 뇌가 주는 고통으로부터 벗어나려 했다. 이런 행위로 고통에서 벗어남과 동시에 더 나아가 쾌락이나 향상을 위한 일종의 '신경조절행위'를 해왔다고 볼 수 있다.

뇌의 존재 이유

우리는 색, 냄새, 소리, 맛, 촉감을 어떻게 느끼는 것일까? 심장은 누가 뛰게 하는 것이며 또 숨은 어떻게 알아서 쉬어지는 것일까? 뱀을 보면 0.1초 만에 소스라치며 뒤로 물러나는데, 무엇이 그렇게 만드는 것일까? 첫사랑의 기억은 왜 강렬하며, 어릴 때 다쳤던 기억은 왜 아직도 생생할까? 예로 다 들기도 힘든 이런 조절 불가능한 모든 것이 우리 뇌의 작용이다. 이런 마음을 조절하기에 앞서 우리의 뇌에 대해 조금만 알아보자.

서울의 지하철 노선도를 보면 꽤 복잡하다. 1호선부터 9호선까지, 또 신분당선과 경의중앙선 등까지 하면 총 스물세 개 노선이 있다. 그런데 일본 도쿄의 지하철 노선도를 옆에 두고 비교하면 서울의 그것이 오히려 질서정연해 보이기까지 한다. 그 렇다면 이런 복잡한 노선도는 처음부터 계획되어 순서대로 만 들어진 것일까? 당연히 아니다. 사람들의 '필요'에 따라 덧붙여 지고 수정된 것이다. 우리의 뇌도 마찬가지로 필요에 부응하는 과정, 즉 진화의 과정을 거쳤다. 미국의 유전학자 테오도시우스 도브잔스키Theodosius Dobzansky는 "생물학의 모든 현상은 진화의 관점을 떠나서는 이해되지 않는다"라고 했다. 우리의 몸에 뇌 가 왜 있어야 했는지를 알고자 한다면 이런 진화의 관점이 필요 하다.

2000년 〈가을동화〉라는 한국의 인기 드라마에서 어릴 적 은 서는 준서에게 이렇게 말했다. "나는 말이야, 다시 태어나면 나 무가 될 거야. 한번 뿌리내리면 다시는 움직이지 않는 나무." 식 물은 뇌가 없다. 왜 없을까? 그럼 동물은? 뇌가 없이 살 수 있 는 동물이 있었나? 그렇다. 생명의 선택이 있었다. 위험에 대처 하고 먹이를 얻으려면, 즉 움직여야 '생존'할 수 있었고 움직이 려면 뇌가 있어야 했다. 이를 증명하기 위해 자주 인용되는 생 물의 예가 바로 우리가 횟집에서 맛나게 먹는 멍게다. 멍게가 유생일 때는 바다를 헤엄치며 유영 생활을 하다가 돌에 부착 돌 기가 붙어 정착이 끝나게 되면 뇌가 없어지기 시작한다. 이를 두고 미국의 신경과학자 로돌프 이나스Rodolfo R. Llinas는 "뇌는 운동이 내면화한 것"이라고 정의했다. 45억 년 된 지구의 역사 와 함께 진화를 거듭한 생물은 신경계(뇌)라는 장기를 만들어냈 고 그 출발은 '생존'이었다. 척수동물 중 포유류로 또 영장류로 진화한 인간의 발달과정을 보면, 이런 원시 생물의 진화 과정을 모두 다시 거치고 있다. 단세포로 시작한 정자와 난자가 결합한 배아에서 신경판과 신경관이 생기고 그것이 뇌와 척수를 이룬다. 머리도 가누지 못하던 아이가 뒤집고 배밀이를 하다가 일어서고 걸음마를 하는 것이 모두 인간의 과거 진화의 한 장면이다. 한 사람 한 사람이 인간의 그 오랜 진화 과정을 모두 보여주며 성장하는 것이다. 이를 두고 독일의 동물학자 에른스트 케켈Ernst Haeckel은 "개체발생은 계통발생을 반복한다"는 그 유명한 말을 남겼다. 뇌도 마찬가지다. 인간의 뇌에는 입에만 들어오면 뭐든지 물어버리는 악어의 뇌, 엄마와 눈빛을 맞추고 교감하며 젖을 먹고 자라는 포유류의 감정의 뇌, 도구를 사용하고 소통하는 영장류의 뇌까지 어느 지점을 나눌 수 없는 연속적인 뇌가 동시에 한 사람의 뇌에 존재하며 서로 작용한다. 변연계limbic system에서 불쑥 생기는 '화'를 대뇌가 주체할 수 없어 폭력 사태가 발생하고, 불에 데거나 목숨이 위태로운 경험을 했던 장소와 물건만 봐도 그때 기억이 되살아나 회피하게 되는 해마hippocampus의 기억력이 우리를 괴롭게 하는 이유가 되는 것이다. 그렇다고 이런 기능을 탓할 수도 없는 것이 바로 '생존'에 필요한 것이기 때문이다. 역설적이게도 생존에 필요한 뇌가 우리의 생존을 위협하고 있는 것이다.

어쨌든 신경과학은 보는 것, 듣는 것, 말하는 것, 감정이 생기는 것, 기억하는 것, 잠을 자는 것, 심장을 뛰게 하는 것, 숨을 쉬게 하는 것, 놀라는 것, 두려운 것 등이 어디에서 일어나는 것인지 궁금했고, 이를 하나하나 알아내며 뇌의 지도를 완성해가고 있다. 아직 아는 것보다 모르는 것이 훨씬 많지만, 두개골을 열고 수술을 할 정도의 지식을 쌓았고, 뇌출혈로 말을 못하는 사람의 뇌 사진을 보기도 전에 어디가 망가졌는지 알 수 있게 되었다. 이런 신경과학의 발견을 바탕으로 뇌의 특정 부위에 전기를 자극하면 파킨슨 환자의 손떨림이 덜해지고, 이마 옆과 변연계 연결부위에 자기장을 쏘아주면 기분이 나아져 그나마 잠을 편하게 잘 수 있게 해주는 기술을 사용할 수 있게 된 것이다.

어떻게 마음을 조절할 수 있을까?

뇌자극기술의 현재

류영준

강원대학교 의과대학 교수. 병리학 전문의면서 인문학 박사로 신경과학과 인문학 양쪽 언어를 잘 안다. 그래서 어려운 과학을 쉽게 풀어 인문학자와 대중에게 설명하거나, 그 반대로 인문학을 과학자에게 설명하는 역할을 하고 있다.

뇌에 설치한 전극

근대 이후 과학자들은 해부와 실험을 거듭하며 논리적이고 과학적인 사고를 강화해나갔고, 이런 노력을 통해 뇌가 정신 활동의 주요 기관임이 확증되었다. 뇌과학자들은 여기에 머물지 않고 뇌 속에서도 특정한 기능을 담당하는 각 부위 그리고 그 연결까지 밝혀내기에 이르렀다. 과학자들은 뇌라는 장기가 스스로 통증을 느끼지 못한다는 사실, 우리가 의식하지 않아도 숨을 쉬게 하고 심장을 뛰게 하는 곳이 '연수'와 '뇌교'라는 사실, 편도체에서 감정이 생긴다는 사실, 기억을 만들어내는 곳이 해마라는 사실 등 많은 것을 알아냈다. 또 뇌의 어느 부위를 자극하면 냄새를 맡는 것처럼 느끼게 할 수 있는지, 손가락을 굽히게 하는지 점점 더 정확하게 알아내고 있다.

　이런 뇌에 대한 지식을 바탕으로 한 발 더 나간 의학자들은 두개골을 절단해 뇌를 노출시키고 혈관을 피해가며 뇌종양을 제거하는 고난도의 수술까지 할 수 있게 되었다. 이로써 고대에 신과의 접합의 결과물로 여겨 '신성병'이라 불리던 간질발작을 뇌회로를 절단하는 수술로 치료할 수 있게 되었다. 이제 인간은 그간 향정신성 물질을 포함한 천연물로만 신경을 조절하던 것에서 뇌에 전극을 넣어 증상이 있을 때마다 전기 스위치를 눌러 치료하자는 것에 생각이 미치게 되었고, 이것이 바로 뇌심부자극술deep brain stimulation technique이다.

역사적인 첫 시도는 파킨슨병 환자의 치료에 쓰였다. 뇌과학자들은 동물실험을 통해 파킨슨병 환자가 겪는 손떨림증상(진전)tremor이 도파민 전달 회로에 문제가 있기 때문임을 알게 되었고, 직접 도파민 분비와 관련된 뇌의 특정 부위에 전기 자극을 주는 실험을 통해 손떨림증상을 줄이는 효과도 검증했다. 이를 바탕으로 1963년에 파킨슨병 환자의 뇌 부위 중 시상하핵에 직접 전극을 찔러 넣고 전선을 통해 100-200Hz 고주파로 자극하는 시술로 환자의 손떨림을 호전시켰다. 이 성공으로 오랫동안 도파민 경구약을 먹어왔던 환자들이 약의 효과가 없어지는 순간이 와도 치료할 수 있는 새로운 길이 열렸다.

이후 뇌심부자극술은 다른 질환까지 그 적응증을 넓혀 본태성 진전이나 근긴장이상증 같은 이상운동질환 환자에게까지 적용되었고, 효과적이고 안전한 치료법이라고 인정받았다. 또 약으로 조절되지 않는 암 환자의 암성통증을 위해 뇌가 아닌 척수에 시술하는 경우도 있다.

어디에서 누구에게 시술받을 수 있을까?

뇌심부자극술은 수술을 통해서만 가능하기 때문에 반드시 의료기관인 병원에서 시행되어야 한다. 시술은 신경외과 전문의가 하는데, 이들은 뇌·척수·말초신경 등 신경계를 수술하는 전문가다. 특히 뇌심부자극술은 신경외과 전문의 중에서도 정위분과Stereotactic Neurosurgery를 전공한 전문의가 맡으며, 한국의 정위분과 학회 회원은 120여 명이다.[1]

어떤 과정으로 이루어질까?

뇌심부자극술은 전신마취를 하지 않아도 가능하다. 뇌는 감각신경이 없기 때문에 아픔을 느끼지 못한다. 그래서 통증을 느끼는 피부와 두개골만 부분마취를 하고 시술할 수 있다. 오히려 깨어 있는 환자와 시술 중 대화를 통해 정확한 위치를 확인해 전극을 삽입할 수 있다.

시술의 첫 단계는 뇌 정위틀을 머리에 고정하는 것이다. 이 과정은 전산화단층촬영(이하 CT)을 통해 전극 삽입 위치를 정확하게 잡기 위해 필요하다. 정위틀을 머리에 고정시키기 전 피부에 부분마취를 한다. 두 번째 단계는 정위틀을 착용한 채 CT를 촬영한다. 세 번째는 촬영한 CT 영상을 보고 치료계획 프로

---

1 대한정위기능신경외과학회 홈페이지(http://ommhowhorg/)를 넘쳐보다.

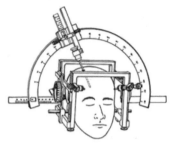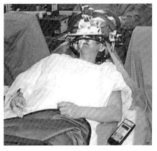

〈그림 1〉 뇌 정위틀을 이용해 뇌심부핵의 위치 정하기[2]

그램을 이용해 기존에 알려진 뇌심부핵의 좌표를 재구성한 뒤 목표점을 계산한다(〈그림 1〉).

　네 번째 단계는 탐침이 들어가는 안전한 궤적을 선택하는 일이다. 혈관이나 뇌실과 같이 위험한 곳을 통과하지 않도록 피해 전극이 들어갈 안전한 경로를 선택한다. 다섯 번째, 병변의 반대인 정상 대뇌반구에도 똑같이 전극 설치를 준비한다. 정상 부분까지 포함해 양측을 동시에 시술하는 이유는 병변이 있는 대뇌반구 한쪽만 시술하면 원하는 효과를 볼 수 없기 때문이다. 이렇게 전극이 들어갈 첫 위치가 정해지면, 여섯 번째 단계는 피부에 국소마취를 진행하여 절개한 후 기구를 사용해 두개골에 1cm 정도 크기의 구멍을 내고 뇌를 싸고 있는 경막을 절개한다. 그러면 뇌의 실질이 눈에 보인다.

　가이드를 먼저 넣은 다음 이어서 전기신호 기록용 미세전극

2　https://onlinelibrary.wiley.com/doi/abs/10.1111/j.1525-1594.2008.00620.x

을 삽입한다. 미세전극의 봉은 하나지만 여러 개의 전극이 일정한 간격으로 다른 위치에 있기 때문에 환자와 소통하며 가장 일치하는 목표점을 확인할 수 있다. 동시에 전기 자극을 주어가면서 환자의 증상 완화 정도와 부작용까지 자세히 관찰해야 한다. 이후 영구자극 전극을 동일한 위치에 삽입하고 잘 들어갔는지 방사선 영상을 실시간으로 확인한다. 일곱 번째 단계는 전극이 빠지지 않도록 전극선을 천공 덮개를 이용하여 두개골에 고정한다. 여덟 번째 단계는 전기 발생기를 넣어 누를 수 있도록 쇄골 아래 부위 피부를 약 5cm 정도 절개한다. 아홉 번째 단계는 두개골 천공 부위로부터 나온 전기선을 쇄골 아래 부위의 스위치까지 연결하기 위해 피부 밑으로 연결하는 통로를 만든 후 자극기와 전선을 연결한다. 마지막 열 번째 단계는 절개한 쇄골 피부를 봉합한다.

이런 과정으로 한 사람을 시술하는 데 대략 네 시간 정도 소요되며, 보통 4년 정도 지나면 전기 발생기의 배터리를 교환하는 수술을 해야 한다. 이 시술은 설치에 비하면 아주 간단하다. 최근에는 배터리 교환 수술이 번거로운 고령자를 위해 10년간 사용할 수 있는 재충전 배터리가 개발되어 사용되고 있다.

수술비는 얼마나 들까?

1997년 미국 식품의약국(이후 FDA)은 손을 떠는 진전 증상에 대한 뇌심부자극술을 승인했고, 2002년 파킨슨병, 2003년 근긴장이상증, 2009년 강박증에 적용하는 것을 차례로 승인했다. 한국에서는 2005년 1월에 국민보험심사평가원에서 뇌심부자극술을 보험적용 대상으로 지정했다. 보험이 적용되는 적응증은 파킨슨병, 본태성 진전, 근긴장이상증, 간질발작, 강박장애이며, 치매는 아직 보험적용을 받지 못한다. 치매에 뇌심부자극술에 대한 보험이 적용되지 않는 것은 외국도 마찬가지다.

한국에서 뇌심부자극술에 소요되는 대략의 비용을 살펴보면 다음과 같다. 배터리 1600만 원, 양측 전극 400만 원 등을 합해 재료비만 2천만 원이 소요된다. 여기에 수술비 800만 원 등을 하면 약 3천만 원의 비용이 필요하다. 미국에서는 약 4만 달러(약 5천만 원)의 비용이 든다. 하지만 한국의 의료보험을 적용받으면 900만 원 정도가 든다. 다만 의료보험의 지원을 받기 위해서는 몇 년간 약을 썼으나 효과가 없다는 등의 정해진 기준을 증명해야 하는 다소 까다로운 조건을 충족시켜야 한다. 하지만 고비용의 수술이니만큼 수술을 원하는 환자들에겐 보험 지원이 절실하다.

전기 자극을 주면 왜 치료될까?

뇌심부자극술에 대한 이론은 크게 두 가지가 있는데, 첫 번째는 억제이론이다. 뇌의 특정 부위에 있는 뇌심부핵을 고주파로 자극하면 해당 부위의 기능이 억제되어 파괴술과 동일한 효과를 얻을 수 있다는 가정이다. 두 번째는 전기 자극을 주면 해당 부위의 출력이 증가하고 신경활성도가 증가한다는 가정이다. 왜 이렇게 상반된 가설이 존재할까? 아쉽게도 아직 명확한 답을 알지 못하기 때문이다.

뇌심부자극술의 정확한 기전은 지금도 완전하게 밝혀지지 않았다. '아니, 기전도 모르면서 치료를 하는가'라고 생각할 수 있겠지만, 이론적 근거가 불분명해도 사람에게 적용해 효과가 좋으면 시행해온 것이 임상의학의 역사다. 왜 그렇게 되는 것인지까지 알고 시행하면 더욱 좋겠지만 효과가 좋으면 시행하는 것이 최선책이라 생각해온 임상의학의 발전 과정처럼 뇌심부자극술 역시 그렇게 발전하고 있다. 최근에는 자극의 위치를 뇌심부핵 주변에 있는 신경경로의 활성화로 옮겨가고 있다.

여러 가지 실험과 연구의 결과물로 안전성이 점차 강화되고 있지만, 명확하게 기전이 밝혀지지 않았다는 점은 부작용에 대한 논리적 예측도 어렵게 만드는 것이 사실이기 때문에 여전히 윤리적 논쟁이 남아 있다고 할 수 있다.

머리를 침으로 찌르는데 부작용이 없을까?

목표지점에 전극이 도달하기 위해 탐침이 대뇌를 뚫고 들어간다. 이때 뇌에 있는 신경섬유는 아래에서 위로 퍼지는 부채살 모양이기 때문에 결을 따라 들어가면 다른 신경섬유를 끊지 않고 시술할 수 있다. 만약 탐침이 섬유 트랙에 90°로 들어간다면 신경섬유를 모두 망가뜨려 많은 뇌기능이 파괴될 것이다.

또 하나의 걱정거리는 혈관이다. 탐침이 혈관을 터트리면 피바다가 될 것이기 때문이다. 그래서 수술하기 전에 자기공명영상(이하 MRI)을 이용해 진입 방향에 산재된 중요 혈관을 확인하여 이를 피해갈 수 있게 미리 준비한다.

정말 전극이 위치한 뇌 부위의 물리적 파괴나 자극에 대해 걱정하지 않아도 될까? 다행히 10년 넘게 전극을 넣어두어도 뚜렷한 조직학적 이상이 있다는 보고는 아직 없다.

전극이 빠지지 않을까?

생활하다 보면 목표지점에 들어가 있는 전극이 당겨져 빠지거나 위치가 변경되지 않을까 하는 걱정이 될 수 있다. 하지만 예상과 다르게 아직 이런 사례는 거의 없다. 두개골 뼈에 전선을 이중 삼중으로 직접 고정하기 때문에 일부러 뽑기 위해 잡아당기는 것이 아니고는 자연히 빠질 가능성이 낮기 때문이다.

성격 변화나 행동 변화 같은 부작용은 없을까?

성격 변화나 행동 변화에 대한 사례가 실제로 몇 차례 보고된 바 있다. 하지만 원인이 이내 밝혀졌다. 주로 전극을 시상하핵 방향으로 설치할 때 부작용이 일어날 수 있었다. 목표지점을 지나쳐서 더 전진하게 되면 시상하핵 바로 아래 성격에 관련된 핵이 존재하기 때문이다. 이곳을 자극하면 성격이나 행동의 변화가 일어날 수 있다.

　뇌심부자극술 개발 초기에는 이런 보고가 실제로 있었으나 지금은 이런 부작용을 방지하기 위해 미리 시상하핵을 향하지 않는 다른 방향으로 진입한다. 설사 전극이 아래의 성격 영역에 들어갔다 하더라도 7.5mm 간격으로 있는 4개 전극의 위치를 이용해 그보다 위쪽의 전극을 활성화시켜 자극 부위를 옮기면 자극을 막을 수 있다. 그래서 최근에는 이런 종류의 후유증은 거의 발생하지 않고 있다. 만에 하나 조정이 되지 않는 경우에는 처음부터 재설치해야 한다.

모자처럼 쓰기만 해도 뇌를 자극할 수 있을까?

　뇌를 자극하여 조절하는 기술을 설명할 때 빠지지 않고 나오는 말이 '침습적'이라는 단어다. 칼로 피부를 절개하고 두개골에 톱질을 하여 뼈의 일부 제거한 후 기구를 뇌 실질 안으로 직접 넣는다면, 그것은 침습적 기술이다. 다시 말해 '침습적'이란 말이 사용되면 어떤 방법으로든 시술 또는 수술이 동반되는 것이다. 예를 들어 뉴스에 등장하는 일론 머스크의 회사 뉴럴링크Neurallink에서 사용하는 '그물망'은 뇌의 실질 위를 덮은 후 뇌 정보를 수집하기 때문에 침습적인 방법이다. 또 지금은 상상하기 힘든 침습적 시술의 예도 있다. 1945년 노벨의학상을 받은 포르투갈 의사 에가스 모니스Antonio Egas Moniz 박사는 '전두엽 파괴술'을 개발했는데, 안와를 통해 전두엽에 직접 기구를 넣어 말 그대로 휘저었다. 당시 이 수술법이 용인된 것은 어떤 방법으로도 치료가 되지 않았던 조현병 등의 정신병 환자가 이 시술 이후 아주 얌전해졌기 때문이다. 끔찍하고 반윤리적인 수술법이 아닐 수 없으나 당시에는 노벨상까지 받았다. 어쨌든 전두엽파괴술과 같은 침습적 시술과 달리 수술 없이 간단하게 착용하는 등으로 가능한 것이 바로 '비침습' 방법이다. 이후에 소개하는 뇌자기자극술이나 뇌전기자극술은 단지 모자 또는 기구를 착용하거나 몸에 가까이 대는 방법이기에 비침습 뇌자극술의 예라 할 수 있다.

　모자처럼 쓰기만 해도 뇌를 자극하는 방법에는 크게 전기를 이용하는 방법, 자기를 이용하는 방법, 초음파를 이용하는 방법으로 나뉜다. 이들 모두 피부를 절개하거나 뇌 안에 직접 무언가를 설치하지 않기 때문에 '비침습적' 신경조절기술이라고 부른다. 전기를 이용한 자극 방법의 대표적인 것으로는 경두개직류자극transcranial Direct Current Stimulation, tDCS, 영화 〈뻐꾸기 둥지 위로 날아간 새〉에서 본 전기경련요법Electroconvulsive Therapy, ECT,[3] 그리고 아마존에서 구입하여 조립해 사용할 수 있는 DIY 전기기구가 있다. 자기장을 이용한 대표적인 방법에는 경두개자기자극술Transcranial Magnetic Stimulation, TMS[4]이 있다.

3　전기충격요법Electroshock Therapy, EST이라고 부르기도 한다.
4　경두개자기자극술은 환자가 의자에 앉아 있는 상태에서 머리 위에 자기코일을 가까이하여 자기장을 가하는 방법이다.

전기가오리에서 발전한 경두개전기자극술

인간이 전기를 이용해 머리를 자극한 일은 과학이 발전한 근대 이후의 일이라고 생각하기 쉽지만 사실은 그렇지 않다. 기원후 43년 로마의 의학자 스크리보니우스 라르구스Scribonius Largus[5]가 쓴 책《약제의 조합》Decompositione Medicamentorum[6]을 보면 당시 사람들이 두통을 치료하기 위해 머리에 전기가오리[7]를 대거나 머리를 전기가오리가 담긴 수조에 넣었다는 기록이 있다. 이렇게 시작된 전기 자극은 근대 이후 제대로 된 자극기가 발명되기 전까지 몇 가지 중요한 발견을 거치게 된다.

이탈리아 파비아 대학에 갓 부임한 젊은 교수 알레산드로 볼타Alessandro Volta[8]는 초등학교 때 실험했던 그 유명한 개구리 다리 실험에서 개구리가 다리를 움직인 이유는 원래 몸속에 있던 전류가 흐른 것이 아니라 개구리의 다리를 문지르면서 생긴 정전기 때문이라고 주장했다. 그리고 이를 증명하기 위해 몸 밖에서 전류를 만들어내는 장치인 '볼타의 전지'를 발명했다.

이후 사람을 치료하는 데 이 전기발생 장치를 사용한 것은

---

5   히포크라테스 선서에 나온 임상에 대한 의사의 책무를 말한 사람으로도 유명하다.
6   로마제국 시절 가이우스 율리우스 칼리스투스Gaius Julius Callistus의 요청에 따라 만들어진 271개의 약제 처방전.
7   연안의 해저에 살며 홍어와 비슷하게 생긴 물고기로 우리나라에서도 발견된다. 등 쪽은 (+)극, 배 쪽은 (-)극으로 전류를 발생하고 8-400V의 전압으로 감전시켜 물고기를 사냥한다. 종류는 다양한데 큰 가오리는 어른을 넘어뜨릴 정도로 힘이 세다.
8   최초의 전지를 발명한 사람으로 전압의 단위인 볼트는 그의 이름에서 따온 것이다.

볼타의 라이벌이었던 루이지 갈바니Luigi Galvani의 외조카 조반니 알디니Giovanni Aldini였다. 그는 1804년 심한 우울증을 앓던 27세 청년의 머리에 이 전지를 이용해 전류를 흘렸는데, 놀랍게도 증상이 호전되었다. 이 실험으로 그는 인간을 대상으로 한 최초의 전기 뇌 자극을 한 사람으로 기록되었다. 놀라운 것은 200년도 더 지났지만 지금 사용하는 경두개직류자극기와 그 원리와 구조가 같다는 사실이다.

두려움과 효과 사이

전기로 머리를 자극해 증상을 개선시키는 방법은 전기경련치료로 이어진다. 전기경련요법은 1938년에 소개되었는데, 우리에게 잘 알려진 영화 〈뻐꾸기 둥지 위로 날아간 새〉에서 잭 니콜슨(맥 머피 역)이 강제로 시술받는 장면이 바로 그것이다. 일종의 충격요법으로, 머리 외부에서 순간적으로 강한 전류를 흘려보내 난치성 신경정신질환을 치료한다. 약물에 반응하지 않는 심한 우울증 환자나 근긴장증 환자에게 주로 사용하여 약 50% 이상에서 효과를 보았다. 부작용으로는 근육통, 두통, 오심 등이 가장 흔한데 이런 증상은 자연히 없어진다. 일부 환자에게서 일시적인 기억력 장애가 발생했으나 시간이 지나면서 완화되었다. 이런 부작용이 과장되어 부정적 인식이 강하지만 이는 당시 미국에서 정신과 환자의 강제 입원이나 약물 사용에 대한 인권운동과 맞물려 일어난 현상일 수 있다. 실제로 이런 사회적 영향으로 인해 전기치료 사용이 크게 줄어든 것이 사실이다.

이런 상황에 다시 한번 찬물을 끼얹은 일은 1964년 영국 유니버시티 칼리지 런던의 생리학과 교수 조지프 레드펀Joseph Redfearn의 논문 발표였다. 이 논문에 "경두개직류자극술은 위험할 수도 있으니 조심해서 사용하라"는 경고 문구가 들어 있었기 때문이다. 그는 머리에 흘려보낸 전류가 잘못해서 뇌간을 자극할 수 있다고 주장했다. 이후 뇌전기자극술은 크게 위축되었고, 2000년대에 들어와서야 레드펀 교수의 주장을 반박하는 연구가 조금씩 나오기 시작했다. 결국 독일 괴팅겐 대학의 마이클 니체Michael Nitsche 교수와 발터 파울루스Walter Paulus 교수는 전기 자극이 위험하다고 주장한 레드펀 교수의 실험에 중대한 문제가 있었을 가능성을 제기하면서 경두개전기자극술transcranial Current Stimulation, tCS은 뇌줄기에 어떤 영향도 끼치지 않는다는 결론을 내렸다. 실제로 2000년 이후에는 경두개전기자극술의 부작용 사례가 단 한 건도 보고되지 않았다.

아마존에서 구입 가능한 DIY 경두개전기자극술 세트

다시 주목받게 된 뇌전기자극술은 이번에는 지금까지 없었던 새로운 형태로 우리에게 다가왔다. 바로 쇼핑몰 아마존에서 쉽게 구입해 조립해서 쓸 수 있는 DIY 형태였다. 새 제품은 강한 전기경련요법에 거부감을 가진 사람들을 고려해 '1mA라는 낮은 전류'라고 홍보하며 두려움을 낮추었다. 그런데 이렇게 낮은 전류를 사용했다는 점이 오히려 사람들로 하여금 전기가 뇌까지 가지 않고 두피를 따라 흘러나갈 것이라고 의심하게 만들었다. 이런 생각은 미국 뉴욕시립대의 마롬 빅슨Marom Bikson 교수가 MRI 영상을 이용해 경두개뇌자극으로 전류가 실제 머리 내부로 흘러 들어가는 것을 증명한 후에야 사라졌다.

이 방법을 경두개전기자극술이라 부르는데, 두피 표면에 부착한 한 쌍 이상의 전극을 통해 1-2mA의 약한 전류를 뇌에 흘려 뇌 활성도를 조절하는 비침습 방식의 뇌조절기술을 통칭한다. 사용하는 전류에 따라 직류 전류를 사용하는 경두개직류자극술, 교류 전류를 사용하는 경두개교류자극술transcranial Alternating Current Stimulation, tACS, 임의 잡음 형태의 전류를 사용하는 경두개임의잡음자극술transcranial Random Noise Stimulation, tRNS 등 크게 세 가지로 나눌 수 있다.

이 중에서도 경두개직류자극술이 자극 전류의 방향에 따라 활성도를 높이거나 낮추기가 쉬워 널리 활용되고 있다. 비침습적 방법 중 전기를 이용하는 뇌자극술은 자극의 집중도는 떨어지지만 자기를 이용하는 방법보다 상대적으로 매우 저렴하고 헤드밴드 형태로 제작되어 이용 용이성이 뛰어나다. 굳이 병원에 가지 않고 집에서도 사용할 수 있다는 점이 사람들의 접근성을 높이고 있다.

DIY 경두개전기자극술 세트의 구성

기계 구성은 아주 단순하다. 양극과 음극으로 이루어진 한 쌍의 전극에 이들 사이에 일정한 전류를 흘려보낼 수 있는 전류원이 연결돼 있다. 이 전류원에서 발생한 1–2mA의 직류 전기가 머리에 착용한 두피 전극을 통해 뇌로 흘러 들어간다.

일반적으로 (+)극 아래 뇌 부위는 활성도가 증가하고 (−)극 아래 뇌 부위는 활성도가 감소하는 양상을 보이는데, 다양한 이론이 나와 있지만 왜 그렇게 되는지는 아직 명확하게 밝혀지지 않았다. 다만 뇌 피질에 분포한 뉴런의 세포막에 분극을 유도해 활동 전위가 더욱 쉽게 생성되거나 쉽게 생성되지 않도록 역치를 조절한다는 이론이 일반적으로 널리 받아들여지고 있다.

2015년 이전까지는 대부분의 (+)극과 (−)극으로 이뤄진 한 쌍의 전극을 사용해왔으나 2015년 이후부터는 점차 3개 이상의 전극을 동시에 활용하는 다채널 시스템이 주류가 되었다.

뇌전기자극술의 효과

뇌전기자극 기계는 상대적으로 가격이 저렴하고 개발자도 비교적 쉽게 접근할 수 있기 때문에 많은 기업이 개발에 참여해 경쟁이 심한 분야다. 참여가 활발해지면서 그간 주로 연구되던 치료 영역을 넘어 비장애인 대상으로 인지기능 '향상'을 목적으로 하는 개발도 많이 진행되고 있다.

2013년에는 영국 옥스퍼드 대학 연구팀이 정상인의 전두엽 부위를 임의 잡음 전기로 자극 후 수학 계산능력의 변화를 관찰했다. 그리고 실험군에 포함된 대부분의 사람이 시술받기 전보다 능력이 향상되었고, 그 효과가 6개월이나 지속되었다고 보고했다. 독일 뤼벡 대학의 마샬Lisa Marshall 박사의 2004년 연구에서는 전기 자극으로 20분간 전두엽의 활성도를 높여주면 짧게는 2-3시간에서 길게는 1주일 동안 기억력이 향상되어 유지된다는 보고도 있었다. 수면과 관련된 마샬 박사의 경두개전기자극 연구에서는, 전기 자극 후 거의 모든 실험 참가자에게서 전두엽의 활성이 높아졌고 대부분 외우고 있는 단어의 수가 증가했다. 마샬 박사는 이런 기억력 향상 결과가 수면 중 기억 통합 과정을 하는 전두엽에 전기 자극을 함으로써 활성도가 증가했기 때문이라고 분석했다. 이 외에도 전기 자극이 의사결정 스타일의 변화, 충동성 제어력 향상, 직관력 향상, 작업기억과 일화기억 향상 등을 가져온다는 연구 보고도 있다.

DIY 전기자극술, 과연 안전할까?

산업계는 전기자극술이 정상인의 뇌 기능을 향상시킬 수 있다는 여러 연구 결과를 바탕으로 치료 목적보다 일반인, 특히 수험생을 대상으로 대중적인 인지능력 향상을 목적으로 한 기기를 개발하는 데 투자하고 있다. 실제로 2014년 미국의 한 스타트업 회사는 헤드밴드 형태의 웨어러블 경두개전기자극기를 출시하고 '게임을 잘할 수 있게 해준다'는 구호를 걸고 일반 판매를 시도했으나 다행히 FDA의 강력한 규제에 부딪혀 시장에서 철수하는 일도 있었다.[9] 미국 FDA가 대중적인 경두개전기자극기의 보급을 규제하는 이유는 아직 임상에서의 증례가 부족하기 때문이기도 하지만 대중에게 보급됐을 때 남용으로 인한 사고의 가능성이 상당히 크기 때문이다.[10] 아직은 장기간 사용했을 때 뇌에 어떤 변화가 생길지에 대한 연구가 턱없이 부족한 것이 사실이다. 또 이것이 생명 유지와 직접적인 관련성도 없을 뿐만 아니라 치료 면에서 이 장치를 대체할 수 있는 다른 기계와 의약품이 있기 때문이기도 하다.

만약 이 장치를 10년간 사용한 사람에게 악성 뇌종양이 발생한다면 이 뇌종양이 경두개전기자극기의 영향인지 아닌지를 증명할 방법이 없다. 기업이 대대적으로 '공부를 잘하게 해주는 신비의 기계'로 팔기 시작하면 스스로 생체실험 대상이 되고자 하는 학생과 학부모가 줄을 서겠지만 장기적인 사용으로 인한 부작용에 대해서는 아무도 책임지지 않을 것이다. 최근 FDA는 아직 성장 중인 청소년의 뇌가 경두개전기자극기를 장기간 사용하면 뇌 성장에 악영향이 있을 것을 우려해 청소년의 사용을 강력하게 규제하고 있다.

경두개전기자극기는 아직 의료기관에서 사용하고 있지 않으

---

9   Patricia J. Zettler, "What Lies Ahead for FDA Regulation of tDCS Products?", *3 J. L. & Biosci* (2016), 318.

10   브레인이니셔티브 신경윤리로드맵을 참조하라.

며 사람에게 사용해 연구한 증례도 상대적으로 부족하기 때문에 더욱 조심스럽다. 또 경두개전기자극은 낮은 전력이기는 하지만 운동·감각·감정·인지 기능에 영향을 줄 수 있다고 알려져 있다. 그런데도 국내외 여러 회사에서 쉽게 착용이 가능한 웨어러블 형태의 경두개전기자극 장치를 개발해 대중을 상대로 판매할 계획을 세우고 있다.

미국 브레인이니셔티브BRAIN Initiative 신경윤리로드맵에서도 이와 관련된 영역을 '실험실을 넘어'라는 범주에 포함시켜 지속적 관리가 필요하다고 밝혔다.[11] 한국 역시 일반인들이 손쉽게 조립해 사용할 수 있는 이 뇌 자극 기계에 대한 관리와 주의가 필요한 이유다.

병원에서도 볼 수 있는 뇌자기자극기술

현재 병원에서 사용하고 있는 비침습 방식의 뇌자극 기기는 자기장을 이용한 경두개자기자극술이다. 1985년 영국 셰필드대학의 앤서니 바커Anthony T. Barker는 자신이 개발한 자기 장치를 이용해 사람 뇌의 운동영역을 인위적으로 자극했고, 그 결과 자기 자극으로 유발된 근육의 움직임까지 확인할 수 있었다. 이후 미국 FDA는 우울증 치료에 이 기계를 사용하도록 허가했

---

11 2019년 미국 브레인이니셔티브가 발표한 〈The Brain Initiative and Neuroethics: Enabling and Enhancing Neuroscience Advances for Society〉를 참조하라.

고, 수면장애나 전두엽-변연계 회로에 관련된 질환을 치료하기 위해 병원에서 정식으로 사용할 수 있는 기계가 되었다.

최근에는 기술 발전을 거듭해 상대적으로 작은 크기의 자기장을 반복해 만들어내 뇌를 자극하는 기기도 개발되었는데, 뇌전증 환자에게 사용해 발작 빈도를 줄였다는 보고도 있다. 또 뇌졸중의 경우 병변 주변부에 고주파로 반복해서 자기 자극을 주면 활성도를 높여 신경가소성[12]으로 기능 회복을 촉진할 수 있다고 한다. 이 외에도 조현병, 범불안장애, 자폐, 우울증, 조울증, 외상후스트레스증후군, 강박증 등 매우 다양한 신경정신질환에 효과가 있다는 보고가 있다.

부작용으로는 이전에 발작이 발생했다는 보고가 있는데, 매우 드물게 나타났다. 특히 활용 가이드라인이 정립된 이후에는 발작 등의 부작용에 대한 보고가 거의 없다. 자기자극술도 다른 기술과 마찬가지로 뇌질환의 치료뿐만 아니라 작업기억, 구어 유창성, 집중도 유지 능력, 집행 기능 등 비장애인의 인지기능을 향상시키는 연구가 많이 진행되고 있다고 보고되었다. 아직 국내의 대학병원에서는 많이 사용하지 않지만 개인 병원과 수면 클리닉을 중심으로 광범위하게 사용되고 있다.[13]

---

12 신경가소성은 신경세포가 환경에 따라 스스로의 구조나 기능을 변화시키는 특성을 말한다.

13 이 글의 뇌심부자극술과 비침습 뇌자극기술에 대한 내용은 연구과제 진행 중 실시한 전문가 자문 내용을 반영했다. 자문에는 한양대학교 신경외과학교실 김영수 교수와 한양대학교 공과대학 전기생체공학부 임창환 교수가 참여했다.

맺음말

지금까지 우리는 흔히 '마음'으로 부르는 인간의 정신 활동의 장소가 뇌라는 것과 그 뇌의 기능으로 인해 오랫동안 인류가 고통을 받아왔다는 사실을 확인했다. 고통을 싫어하고 쾌락을 사랑하는 인간의 특성상 이런 고통스러운 상황을 그냥 두고 볼 수만은 없었기에 인간은 자연에서 얻을 수 있는 식물을 이용하여, 또 화학이 발전한 후에는 합성해 향정신성 물질을 만들어 사용해왔다.

근대 이후 해부학과 외과학의 발전은 인간의 뇌 속에 특정한 기능을 하는 중추가 있다는 것을 알게 되었고, 더 나아가 부위를 특정할 수 있는 능력을 가지게 되었다. 이런 지식을 바탕으로 직접 바늘을 넣어 전기로 자극해 고통을 없애기에 이르렀다. 파킨슨병 환자의 손떨림 증상을 없애는 치료가 이제 병원에서 흔하게 행해지며, 굳이 수술하지 않고도 간단히 병원 의자에 앉아 자기장으로 치료받고 우울한 기분을 날릴 수 있는 시대가 되었다. 더 나아가 인터넷 쇼핑으로 저렴하게 전기치료기를 사서 직접 조립해 사용하는 데에도 아무 제약이 없다.

이런 상황은 점점 확대될 것이고 이러한 과학의 혜택을 받는 사람 역시 지속해서 늘어날 것이다. 좋은 일이다. 다만 우려하는 것은 우리 인간이 보여왔던 습관적인 욕망이다. 처음엔 고통을 줄이거나 없애기 위한 탈출구로 시작하지만 결국 쾌락과 향상의 도구로 기술을 남용해온 인류의 욕망이 이 분야에서도 재현되지 않기를 바랄 뿐이다.

내 마음이 보이나요?

신경과학과 프라이버시

양지현

연세대학교 법과대학을 졸업하고 같은 대학원 의료법윤리학협동과정에서 의료법학 박사학위를 받았다. 현재 연세대 의대 인문사회의학교실 의료법윤리학과 박사후연구원으로 재직 중이다. 바이오 빅데이터 ELSI 연구, 뇌연구자원 ELSI 거버넌스 구축 기획 연구 등 주로 첨단 의과학기술의 윤리적 법적 사회적 함의에 관한 연구를 한다.

마음을 읽는 기술이 있을까?

얼마 전 대학의 한 수업에서 만약 가능하다면 어떤 초능력을 갖고 싶은지 학생들에게 질문해보았다. 뭐든 한 번만 읽으면 기억할 수 있는 능력을 가장 많이 선택할 것이란 예상과 달리 다른 사람의 생각을 읽는 독심술을 선택한 학생들이 근소하게 더 많았다. 다시 생각해보니 이 학생들이 참 영리한 것 같다. 독심술로 교수님의 생각을 읽으면 시험에 나올 문제만 열심히 공부할 수 있을 테니 말이다. 불필요한 기억이 많으면 시험 보는데 오히려 방해가 될 수도 있겠다는 생각마저 들었다. 과연 영화나 드라마의 단골 소재로 등장하는 독심술이 실현된다면, 우리의 삶은 지금과 어떻게 달라질까?

미국에서는 기능적자기공명영상(이하 fMRI)을 이용한 거짓말 탐지 서비스를 제공하는 'No Lie MRI'라는 회사가 2006년에 설립된 적 있다. 거짓말을 할 때 활성화되는 뇌 부위가 있다는 과학 연구에 기초한 접근이었다. 비록 지금은 존재하지 않는 회사가 되었지만, 자신의 결백을 증명하기 위해 찾는 손님들이 꽤 많았다고 하니, 소위 '마음 읽기'mind reading에 대한 일반인의 관심이 얼마나 큰지 짐작할 수 있는 대목이다. 2009년 미국 방송사 CBS에서는 황금 시간대에 방영된 〈60분〉이라는 TV 프로그램에서, 실험 대상자가 생각하는 그림을 fMRI 결과로 알아맞히는 장면을 내보내 화제를 불러일으키기도 했다.[1]

그런데 마음을 읽는다는 것은 무엇일까? 종종 머릿속에는 여러 가지 생각이 동시에 떠오르기도 하고, 순식간에 바뀌기도 한다. 사람의 마음은 때로 본인도 정확하게 갈피를 잡기 힘든 대상인데, 어떤 결과를 본인의 마음이라고 귀속시킬 수 있는 것인지 의문이 들 것이다. 추측하건대 아마 마음 읽기가 무엇인가에 대한 정의는 사람마다 조금씩 다를 것이다. 하지만 뇌에서 발생하는 신호들을 측정할 수 있는 수단이 다양해지면서, 누군가가 보고 듣고 느끼는 것을 확인하거나 추론할 수 있는 기술적 가능성이 점점 커지고 있다는 점에 주목할 필요가 있다. 갤런트 J. Gallant는 fMRI를 이용해 시각 정보를 컴퓨터로 재현하는 연구를 하고 있다. 그는 영화 예고편을 본 대상자의 뇌 활동을 분

---

1 "How Technology May Soon 'Read' Your Mind", https://www.cbsnews.com/news/how-technology-may-soon-read-your-mind/ (2020년 6월 30일 접속). 해당 프로그램의 조연출이 열 개의 서로 다른 이미지를 보는 동안 측정한 fMRI 데이터로 그가 무슨 그림을 보고 있는지 알아맞히는 실험이었다.

석해서 어느 정도 윤곽을 재현해내는가 하면, 타인이 보지 못하는 꿈이나 기억을 재현하는 연구에도 도전하고 있다.[2]

최근 들어 뇌에 물리적인 침습, 즉 수술적인 방법을 동원하지 않고도 뇌 신호를 측정할 수 있는 기술—예를 들어, 뇌 신경세포의 전기적 활동을 보여주는 뇌파 혹은 뇌전도electroencephalography, EEG, 뇌 활동이 일어나는 부위와 활성화 패턴을 시각적으로 확인할 수 있는 fMRIfunctional Magnetic Resonance Imaging—이 발전하면서, 사람의 뇌에서 일어나는 변화를 관찰하는 것이 용이해지고 기술이 응용되는 영역도 다양해졌다. 예를 들어, 뇌파 측정 기술은 개인 식별 혹은 개인 인증 수단으로도 개발되고 있고, 사용자의 감성을 자동으로 인지해 게임이나 영화의 내용이 달라지도록 하거나, 교육 또는 재활을 위한 훈련 프로그램의 난이도를 사용자의 집중도에 맞게 조정하는 데 활용할 수도 있다. 그 밖에도 자동차 산업계에서는 운전자의 뇌파 신호를 분석해서 안전 경보를 보내거나 브레이크 작동을 보조하는 등 안전한 운전을 지원하는 방법에 관한 연구도 진행하고 있다.[3]

또 뇌 신호는 형사 사건의 증거로도 활용될 가능성이 있다. 특정 장면이나 단어를 볼 때 나타나는 뇌파 신호인 '사건관련 전위'event-related potential, 즉 P300-MERMERMemory and Encoding Related Multifaceted Electroencephalographic Response 반응을 이용해 숨겨

---

2   Yasmin Anwar, "Scientists Use Brain Imaging to Reveal the Movies in Our Mind", *Berkeley News*, Sep. 22 (2011).

3   https://www.weforum.org/agenda/2018/01/nissan-car-can-read-your-mind/

진 정보를 찾는 것도 가능하다고 한다. 범죄 현장에 남아 있는 지문을 채취하는 것과 마찬가지로 사건 현장에 남아 있는 정보와 피험자의 뇌에 저장된 정보를 대조해보는 기술이라는 점에서 이를 뇌 지문brain fingerprinting이라고도 한다.[4] 범죄 장소에 있었기 때문에 지문이 남아 있는 것과 마찬가지로 그 현장에 대한 지식이 있으면 뇌의 반응이 다르게 나타날 것이라고 가정하는 것이다. 일례로 2008년 6월 인도 법원에서는 매우 이례적인 판결이 있었는데, 살인 사건의 증거로 뇌 스캔을 인용해 피의자의 뇌가 살인자만이 가질 수 있는 범죄에 대한 '경험적 지식'을 가졌다는 점을 근거로 무기징역을 선고했다.[5]

이처럼 뇌를 측정한 결과가 더 이상 의학적 진단 혹은 연구 자료로만 존재하는 것이 아니라는 점에서, 신경과학기술이 개인의 사적 영역에 대한 비밀과 자유에 영향을 미칠 우려가 증가하고 있는 현실이다. 특히 사람의 뇌 신호를 이용해 기계를 제어할 수 있는 기술인 '뇌-컴퓨터 인터페이스'Brain-Computer Interface, BCI 기술의 발전에 대한 기대 뒤에는 항상 개인의 프라이버시를 침해할 수 있다는 우려가 뒤따른다. 물론 신경과학기술의 혜택을 누리기 위해 개인의 사적 영역에 대한 제한을 어느 정도 받아들이는 것이 불가피한 경우도 있을 것이다. 이미 지금

---

4   Lawrence A. Farwell, "Brain Fingerprinting: A Comprehensive Tutorial Review of Detection of Concealed Information with Event-Related Brain Potentials", 6 Cogn. Neurodyn, 115 (2012).

5   Anand Giridharadas, "India's Novel Use of Brain Scans in Courts Is Debated", *N.Y. Times*, Sept. 14, 2018.

도 인터넷과 모바일 기기 등 정보통신기술을 이용하는 과정에서 개인의 사생활에 관한 정보가 서비스 제공자와 같은 제삼자에게 제공되지만, 법제도적·기술적·물리적 장치를 통해 최대한 안전하게 이용할 수 있도록 노력하고 있다. 마찬가지로 신경과학기술과 관련된 서비스에 대해서도 그 기술의 활용 과정에서 수반될 수 있는 개인의 사생활 제한과 침해 우려에 대응하기 위한 수단이 필요할 것인데, 이를 위해 기술의 활용 형태의 특수성을 좀 더 이해하는 것이 필요하다.

일상이 된 신경과학

2019년 중국의 한 초등학교에서는 학생들의 집중도를 모니터링하기 위해 브레인코BrainCo라는 회사에서 만든 헤드밴드형 EEG 기기인 'Focus1'이라는 제품을 1년간 시험적으로 사용하도록 했다.[6] 학생들은 자신의 주의 집중도에 따라 이마 근처에 있는 불빛의 색상이 달라지도록 만들어진 이 기기를 착용한 채 수업을 들었고 주 2회 30분씩 집중력 훈련도 받았다고 한다. 해당 뇌파 데이터는 회사 서버와 학교로 전송되었고 일부는 학부

---

6   Under AI's Watchful Eye, "China Wants to Raise Smarter Students", *WSJ*, Sep. 19, 2019. https://www.wsj.com/video/under-ais-watchful-eye-china-wants-to-raise-smarter-students/C4294BAB-A76B-4569-8D09-32E9F2B62D19.html (accessed Jun. 30, 2020).

모와 공유되었다. 그러나 2019년 9월 〈월스트리트저널〉 비디오를 통해 학교 현장의 영상이 공개되면서 프라이버시 침해 논란이 일었고, 중국 정부에서도 학교에서의 사용을 금지해 현재는 중단된 상태다.[7]

과연 이런 일이 앞으로 다시는 생기지 않을까? 집중력은 학습이나 업무 성과 외에도 일상생활 또는 업무 환경의 안전에도 깊은 관련이 있다는 점에서, 이 기술의 활용으로 인한 이익과 손실에 대한 가치평가를 둘러싼 갈등과 이견이 반복될 여지가 있다. 뇌파를 측정하는 기기는 아래의 표에서 보는 것과 같이 일반인들도 쉽게 사용할 수 있는 제품으로 판매·개발되고 있는 만큼, 다양한 생활 현장에서 개인의 자유를 제한하는 것에 대한 정당성 문제가 제기될 것으로 보인다. 이모티브Emotiv 사에서 출시한 'MN8'은 직장 내에서의 웰니스workplace wellenss 증진을 전면에 내세운 제품인데, 이와 같은 업무용 뇌파 측정 기기를 실생활에 도입했을 때, 그 데이터를 누구에게 어디까지 활용하도록 허용할 것인지 국내에서는 아직 논의된 바가 없다.

신경 데이터의 일상화를 엿볼 수 있는 또 다른 예는 지난 2019년 페이스북이 인수한 컨트롤랩스CTRL-Labs에서 개발한 손목밴드형 뇌-컴퓨터 인터페이스 기술이다.[8] 페이스북리얼리

---

7 Michael Standaert, "Chinese primary school halts trial of device that monitors pupils' brainwaves", *The Guardian*, Nov. 1, 2019.

8 "Inside Facebook Reality Labs: Wrist-based interaction for the next computing platform", https://tech.fb.com/inside-facebook-reality-labs-wrist-based-interaction-for-the-next-computing-platform/

티랩스Facebook Reality Labs가 2021년 3월에 공개한 프로토타입을 보면, 손목에 팔찌처럼 착용한 기기를 통해, 사용자가 외부 기기를 제어하거나 입력하려고 의도할 때 발생하는 신경 신호를 전달받아 이를 해석한 결과가 바로 컴퓨터에 입력된다.[9] 키보드나 마우스가 없어도 메시지를 전송하거나 컴퓨터 게임을 하는 것이 가능해지는 것이다. 이 기술은 페이스북리얼리티랩스가 개발하고 있는 '인간-컴퓨터 상호작용'human-computer interaction, HCI 기술 세 가지 중 하나로 알려져 있다. 이처럼 신경 신호를 응용하는 기술은 우리가 상상하는 것 이상으로 점점 더 깊숙이 일상생활 속으로 파고들고 있다.

여기서 크게 두 가지 측면에서 기존의 프라이버시 문제와 다른 특징을 이야기해볼 수 있다. 먼저 뇌 신호를 측정한 데이터의 성격이다. 아직까지는 주로 의료기관에서 진단 검사를 목적으로 뇌파와 같이 뇌의 전기적 신호를 측정하거나 뇌의 구조적 특징을 보기 위해 영상으로 촬영하는 경우가 많기 때문에 당연히 의료정보에 해당한다고 생각하기 쉽다. 그러나 개인이 스트레스 관리 혹은 수면 관리 등과 같이 정신건강을 관리하기 위해 사용하는 대부분의 기기에서 생성되는 데이터는 일종의 생체정보에 해당하는 경우가 훨씬 더 많다. 앞서 예로 든 페이스북의 뇌-컴퓨터 인터페이스 기술은 더욱 의료정보와 관련성이 떨

---

9 "Human-Computer Interface at the Wrist", (Mar. 17, 2021). https://www.facebook.com/watch/?v=1146186389155473

제조사	제품명	제품 외관
뉴로스카이NeuroSky[10]	MindWave Mobile 2	
	Sleep Shepherd Blue	
이모티브Emotiv[11]	INSIGHT	
	EMOTIV MN8[12]	
뮤즈Muse[13]	Muse S	
옴니씨앤에스OMNI C&S[14]	OMNIFIT Brain	
(주)소소[15]	Brainno Smart Wearable	

〈표 1〉 개인 소비자용 뇌파EEG 기기

어지는 일반적인 개인정보에 해당할 가능성이 크다. 하지만 이러한 데이터의 법적 성격은 데이터가 수집된 상황이나 활용되는 목적에 따라 서로 다르게 평가될 수도 있다. 예를 들면, 평상시의 대화를 녹음한 음성도 그것이 건강 상태를 진단하기 위한 목적으로 활용되는 경우에는 의료정보에 해당할 수 있다. 마찬가지로 특정 정당의 정치인에 대한 대상자의 반응을 파악하기 위해 측정한 뇌파 또는 뇌 영상은 민감한 정치성향 정보에 해당할 수 있다. 결국 뇌 신호를 기록하거나 응용하는 생활 반경이 넓어질수록 이 데이터의 성격은 더욱 가변적이고 다양해질 것으로 예측된다.

또 다른 특징 중 하나는 데이터 생성 방식의 수동성이다. 만약 누군가가 본인의 기억, 감정, 감각 등을 기록해야 하는 상황이라고 하더라도, 사람은 자신이 기억하고 느낀 바를 생각하면서 그 중 어떤 내용을 어떤 언어와 표현으로 작성할 것인지 선택할 수 있다. 반면에 어떤 그림이나 사진을 보여주고 그 사람의 뇌파 또는 fMRI를 측정한다면, 자신의 뇌에서 어떤 신호를

---

10 Neurosky, https://store.neurosky.com/pages/mindwave (accessed Jun. 30, 2020).

11 https://www.emotiv.com

12 Emotiv — Enterprise Neurotechnology Solutions https://www.emotiv.com/workplace-wellness-safety-and-productivity-mn8/ (accessed Jun. 30, 2020).

13 MUSE-Itroducing Muse S, https://choosemuse.com/muse-s/ (accessed Jun. 30, 2020).

14 omni C&S, https://www.omnicns.com/omnifit.html (accessed Jun. 30, 2020).

15 SOSO H&C-Brainno, http://soso-g.co.kr/new/product/device.html (accessed Jun. 30, 2020).

발생시켜 기록되도록 할 것인지 조절하는 데 한계가 있다. 특수
요원과 같이 고도의 심리훈련을 받지 않는 한, 본인의 생체반응
에서 나타나는 결과를 자유자재로 선택할 수 있도록 조절할 수
있는 사람은 많지 않을 것이다. 게다가 원본 데이터raw data를 다
시 해석하는 것은 다른 프로그램 또는 사람의 몫인 경우라면,
해석된 결과를 본인이 직접 확인하고 수정하지 않는 한 그 데이
터의 생성 과정에서 데이터 주체의 역할은 수동적인 의사 표현
의 단서 제공자에 머물 것이다.

프라이버시, 왜 문제가 되는가

프라이버시는 왜 권리가 되었을까? 프라이버시privacy가 '사람
의 눈을 피한다'는 의미를 갖는 라틴어 'Privatue'에서 유래했다
는 점에서 그 단서를 찾아볼 수 있다. 프라이버시를 법적 권리
로 인정하게 된 배경에는 유명인들의 사생활을 즉석 사진으로
찍어서 무분별하게 보도하는 신문 관행이 성행함에도 불구하고
이에 법적으로 대응할 수단이 없었던 19세기 말 이후의 시대적
상황이 있었다. 1890년 〈하버드로리뷰〉Harvard Law Review를 통해
발표되어 프라이버시권의 기초를 제공한 것으로 인정받는 워렌
Samuel D. Warren과 브랜다이스Louis D. Brandeis의 논문 "프라이버
시권"The Right to Privacy에서도 저자들은 토머스 쿨리Thomas Cooley
판사의 '혼자 있을 권리'the right to be let alone라는 표현을 인용하

면서, 마치 "옷장에서 속삭인 것이 집 꼭대기에서 선포될 것"이라는 예측을 실현하려는 신문 기업들로부터 개인의 신성한 사적 영역과 가정생활이 침해되는 것에 대한 법적 조치가 필요함을 강조했다.[16]

이후 프라이버시 권리는 수십 년에 걸쳐 지금까지 법원의 판례와 학자들에 의해 재정의되고 발전해왔다. 이제 프라이버시 권리는 외부의 침해나 공격에 대한 수동적인 방어 권리로만 보지 않고, 개인이 스스로 자신의 사적 영역을 통제하는 적극적인 측면까지 포함하는 것으로 받아들여진다. 그러나 데이터 분석을 기반으로 다수의 서비스가 제공되는 현실에서 프라이버시의 보호가 양립 가능한 선택지로 살아남기 어려운 경우가 점점 더 많아지고 있다. 또 프라이버시 보호에 관한 가장 큰 이해관계자라 할 수 있는 데이터 주체 본인이 스스로 프라이버시에 관한 통제를 다른 서비스와 쉽게 교환하는 것이 이미 일상이 되었다. 누군가가 클릭하고 검색하는 단어, 뉴스, 영상 등 모든 것이 그 사람의 선호와 가치를 파악하는 훌륭한 단서이자 광고 이윤 창출의 수단이 되기 때문에, 온라인 플랫폼 자체가 시장에서 막강한 영향력을 얻고 있는 것에 반해 그 서비스를 이용하고자 하는

---

16 Samuel D. Warren & Louis D. Brandeis, "The Right to Privacy", 4 *Harv. L. Rev.* 193, 195 (1890); Dorothy J. Glancy, "The Invention of the Right to Privacy", 21 *Ariz. L. Rev.* 1, 3 (1979). (토머스 쿨리는 '혼자 있을 권리'라는 말을 그의 논문 "The Law of Torts"에서 처음 사용한 것으로 보인다[1st ed. 1879]: "*Personal immunity*-the right of one's person may be said to be a right of complete immunity; the right to be alone", *Id.* at 29).

개인들의 선택권은 점점 감소하고 있다. 데이터 주체의 자율성과 프라이버시를 보호하기 위한 동의제도가 오히려 그 가치에 반하는 역설적 상황을 초래하는 현상이 지속되고 있는 이유다.

빅데이터가 개인의 프라이버시에 미칠 어두운 그림자를 잘 보여주는 사례가 과거에도 있었다. 바로 2002년 미국의 '타겟' Target이라는 마트에서 고객들의 소비패턴을 분석하는 과정에서 우연히 미성년자의 임신 사실이 드러나 많은 이들을 놀라게 했던 사건이다. 해당 마트에서는 이미 출산을 한 사람보다 주로 임신 3분기에 접어든 고객들이 유아용품을 많이 구매한다는 점을 고려해 출산이 임박한 고객을 선별할 수 있는 특징—예컨대 갑자기 무향 비누를 대량 구매하면서 커다란 면가방과 손소독제와 수건을 함께 구입하는 등—이 나타나면 그들에게 집중적으로 광고 메일을 발송하기 위해 고객의 구매패턴을 분석했다.[17] 고등학생 딸에게 유아용품 광고 메일을 보낸 마트에 임신하라고 격려하는 것이냐며 화를 내고 항의했던 아버지는 딸의 임신 사실과 그것을 알게 된 경로 두 가지 모두에 당혹감을 느꼈을 것이다.

그리고 이러한 당혹감이 누구에게나 발생할 수 있는 환경에 점점 더 가까워지고 있다는 것이 우리가 당면한 현실이다. 데이터가 핵심 자원이 되는 경제 구조에서 해당 데이터 주체의 취

---

17 Charles Duhigg, "How Companies Learn Your Secrets", *N.Y. Times*, Feb. 16, 2012.

향·선호·성향 등을 추론할 수 있는 자료를 추출하고 가공해 경제적 이윤을 창출하기 위한 목적으로 개인의 데이터들이 계속해서 거래되고 교환되는 현상은 더욱 가속화되고 있다. 이에 반해 그로 인한 위험에 노출되어 있는 개인이 스스로를 보호할 수 있는 수단은 여전히 제한적이다. 그러므로 핸드폰이나 웨어러블 시계 등과 같이 누구나 일상적으로 이용할 수 있는 장치로 변모하고 있는 뇌 신호에 기반한 기기의 사용이 늘어날수록 데이터 시장의 질서 속에서 여러 가지 과제가 더 많이 발생할 것으로 보인다. 이러한 기기 사용 여부와 기기로부터 생성되는 사용자 데이터에 대한 자율적 선택과 통제의 문제가 더욱 중요한 과제로 다루어져야 할 필요가 있다.

신경과학 영역에서의 프라이버시 문제

신경과학 영역에서의 프라이버시 문제는 신경 데이터와 그것의 원천이 되는 신경적 상태 전반에 관해 외부의 간섭을 받지 않고 자유롭게 선택하여 형성할 수 있는 권리에 관한 것이라고 할 수 있다. 신경적 상태는 생물학적인 뇌 그 자체만을 의미하는 것이 아니라 뇌를 통해 이루어지는 인지적·심리적·정신적 상태 등을 모두 포함하는 것으로 보아야 한다. 그런데 앞에서도 질문을 했듯이, 누군가의 마음이라는 것이 무엇이며 어디에 있는 실체인지 설명하는 것은 쉽지 않다. 마찬가지로 누군가는 뇌 프라이버시와 정신적 프라이버시, 신경 프라이버시 등 용어를 구별해 사용하거나, 인지적 자유라는 새로운 권리를 구성하기도 한다.

인지적 자유라는 용어는 보이르Richard G. Boire가 "인지자유에 대하여"On Cognitive Liberty라는 제목의 논문을 통해 사용하기 시작했다.[18] 그의 아내 센텐시아Wrye Sententia 역시 인지적 자유는 인지 기능을 모니터링하고 조작할 수 있는 힘이 증가하는 "21세기를 위한 사상의 자유"freedom of thought라고 정의했다.[19] 이들은 오늘날 뇌 프라이버시, 개인의 자율성과 선택을 보호하기에 충분한 새로운 개념으로 대체할 수 있는 개념으로서 인지적 자유가 필요함을 강조한다.[20] 마찬가지로 부블리츠Jan-Christoph Bublitz 는 인지적 자유는 "자신의 마음에 대한 통제권"sovereignty over their minds을 의미한다고 했다. 그런데 사상의 자유는 프라이버시권과 유사한 특성이 있지만, 그보다는 의사표현의 자유의 전제가 되는 권리라는 점에서 헌법상 표현의 자유에 조금 더 가까운 것으로 보인다. 다시 말해 인지적 자유를 강조하는 학자들이 주장

---

18 Richard Glen Boire, "On Cognitive Liberty"(Part 1), 1 *The Journal of Cognitive Liberties*, 1, 7-13 (2000).

19 Wrye Sententia, "Neuroethical Considerations: Cognitive Liberty and Converging Technologies for Improving Human Cognition", 1013 *Ann. N.Y. Acad. Sci.*, 221, 222-223 (2004)("인지 자유란 우리가 현재 가지고 있는, 그리고 점점 더 많이 갖게 될 인지 기능을 감시하고 조작할 수 있는 힘을 고려해 21세기 '사상의 자유'에 대한 개념을 업데이트한 용어다. 인지 자유는 모든 사람이 독립적으로 사고하고, 마음의 모든 스펙트럼을 사용하며, 자신의 뇌 화학에 대한 자율권을 가질 수 있는 기본권이다.")

20 Richard Glen Boire, "Searching the Brain: The Fourth Amendment Implications of Brain-Based Deception Detection Devices", 5 *American Journal of Bioethics*, 62, 63 (2005).

하고자 하는 내용이나 취지에는 공감할 수 있지만, 우리나라 헌법 체계에서는 21세기를 위한 인격권 혹은 프라이버시권으로 인지적 자유를 설명하는 것이 더 적합하다는 것이 개인적인 생각이다.

한편 미국 학자인 션Francis X. Shen은 개인을 개념적으로 '정신적 기능에 관한 정보를 얻는 것'mind reading과 '뇌 조직 그 자체에 관한 정보를 얻는 것'brain reading으로 세분해서 설명하기도 한다.[21] 그리고 뇌 영상 기술을 통해 정보를 얻는 것으로 인해 개인의 정신적 프라이버시mental privacy가 침해될 우려가 다소 있다고 보았다. 예를 들어, 형사소송 절차에서 fMRI를 이용해 피의자에게 어떤 질문에 대한 답변을 요청할 때 나타나는 반응을 확인한다면, 자신에게 불리한 '진술'을 거부할 수 있는 자기부죄거부권 제한 여부가 문제될 수 있다. 그는 검사 대상자가 응답하지 않는 경우라고 하더라도 데이터를 분석하는 목적이 그의 마음을 추론하기 위한 것이라면 진술 증거로 해석할 수 있다고 본다.[22]

반면 유럽 쪽에서 리그타트Sjors Ligthart 등은 범죄 과학 수사 목적으로 본인의 동의 없이 뇌 영상을 강제하는 것으로부터 법적 보호를 제공하기 위해 정신적 프라이버시라는 새로운 권리를 꼭 인정해야 하는 것은 아니라고 보았다.[23] 게다가 기존의 프

---

21 Francis X. Shen, "Neuroscience, Mental Privacy, and the Law", 36 *Harv. J.L. & Pub. Policy*, 653, 658, 668-674 (2013).

22 위의 글, at 704.

23 Sjors Ligthart, Thomas Douglas & Christoph Bublitz, et al., "Forensic Brain-Reading and Mental Privacy in European Human Rights Law: Foundations and

라이버시 보호와 일관성이 떨어지는 새로운 권리의 인정은 오히려 해가 될 수 있다고 보고, DNA 검사와 같이 기존의 범죄 과학 수사에 관한 규정과 정합성을 이루어야 한다고 했다.[24] 보다 중요한 것은 특정 기술이나 그것의 이용 목적에 맞는 기존의 권리—사상·양심·종교의 자유(유럽인권협약 제9조), 사생활을 존중받을 권리(제8조), 자기부죄거부권리(제6조)—의 함의를 보다 구체화하는 것이라고 보았다.[25]

최근에는 신경적 상태 혹은 신경 데이터와 관련된 권리 개념을 새로운 인권 혹은 기본권으로 보호해야 한다는 주장들이 제기되고 있다. 이엔카Marcello Ienca와 안도르노Roberto Andorno는 신경과학 분야에서 앞으로 필요한 인권으로 인지적 자유cognitive liberty, 정신적 프라이버시mental privacy, 정신적 완결성mental integrity, 심리적 연속성psychological continuity 등 네 가지를 제시했다.[26] 이들은 기존의 프라이버시권이 마음에 관한 데이터를 포함하는지 여부가 불분명하다고 하며, 그 이유는 프라이버시권의 정의에 관해 합의된 법적 문헌이 없기 때문이라고 했다.[27]

Challenges", 2020 Neuroethics 1, 2 (2020).

24 위의 글.

25 위의 글, at 2-9.

26 Marcello Ienca & Roberto Andorno, "Towards New Human Rights in the Age of Neuroscience and Neurotechnology", 13 Life Sciences, Society and Policy, 1 (2017).

27 위의 글, at 12-13. (프라이버시권 내용에서는 개인에 관한 정보 외에 신체 또는 사적 장소에 대한 접근을 통제할 수 있는 권리를 포함하고 있으므로, 학자들마다 이 권리를 다른 관점에서 논의한다는 점을 언급했다.)

그리고 브레인 데이터brain data는 개인의 사적인 삶과 인격에 관련되어 있고 수집되는 방식이 다르다는 점에서 특별한 속성이 있기 때문에 특별한 보호가 필요하다고 하면서, 기존의 프라이버시 규정은 '외적인' 정보의 보호를 목적으로 한다는 점을 강조했다.[28] 이들은 강제적인 신경기술의 사용으로부터 개인을 보호하는 소극적 인지적 자유권negative right to cognitive liberty을 인정하고, 이를 보완할 수 있는 권리로 정신적 프라이버시와 심리적 연속성을 제시했다. 정신적 프라이버시는 개인의 마음속에 있는 사적인 혹은 민감한 정보의 보호를 의미하는 것으로, 언어 혹은 문자로 표현되기 이전의 정보나 그것의 원천이 되는 것도 보호한다는 점에서 일반적인 프라이버시와 구별된다고 보았다.[29] 이와 더불어 심리적 연속성은 침습적 혹은 비침습적 기술의 사용을 통해 제삼자가 무의식적으로 혹은 동의를 얻지 않고 변형하는 것으로부터 개인의 정체성의 정신적 기질mental substrates of personal identity을 보호한다고 했다.[30]

솜마지오Paolo Sommaggio는 보이르와 센텐시아의 견해를 인용해 인지적 자유를 마음을 통제할 수 있는 권리로 정의했다.[31] 그

---

28 위의 글, at 14. (또 개인이 의식하지 않는 동안에도 뇌파가 기록될 수 있기 때문에 동의 없는 수집이 가능하다는 점에서 특별한 보호가 필요하다고 하였다.)

29 위의 글, at 24. ("기존의 프라이버시 권리와는 대조적으로, 정신적 프라이버시 권리는 그러한 정보의 생성자[사람의 신경 처리]뿐만 아니라 두개골 외적인 외부화[예: 언어 또는 인쇄 형식] 이전에 정보를 보호하는 것이다.")

30 위의 글.

31 Paolo Sommaggio · Marco Mazzocca · Alessio Gerola, et al., "Cognitive Liberty. A First Step towards a Human Neuro-Rights Declaration", 3 BioLaw Journal, 27,

는 내면 세계에 대한 불법적 간섭을 고발할 수 있는 인신 보호 *habeas corpus*의 새로운 형태, 즉 마음의 보호*habeas mens*를 주장하며 이는 "나의 마음은 자유"임을 의미한다고 한다.[32] 또한 유스테 Rafael Yuste 교수를 중심으로 하는 컬럼비아 대학의 신경권재단 The Neuro Rights Foundation 연구진들은 신경권의 다섯 가지 요소로 '개인의 정체성에 관한 권리'Right to Personal Identity, '자유의지에 관한 권리'Right to Free-will, '정신적 프라이버시권'Right to Mental Privacy, '정신적 증강에 대한 동등한 접근권'Right to Equal Access to Mental Augmentation, '알고리즘 편견으로부터 보호받을 권리'Right to Protection from Algorithmic Bias를 제시했다.[33]

국내 문헌을 통해서도 외부로 드러나는 정보가 아닌 뇌 정보를 보호하기 위해서는 정신적 프라이버시의 보호가 필요하다는 주장과 함께, 시민들이 원하지 않거나 인식하지 않는 뇌 이미지에 대한 사용과 관련된 권리로 인지적 자유권cognitive freedom을 인정하고, 법원의 명령 또는 국가 안보 등과 같이 특정 상황에서 뇌 정보에 합의되지 않은 침입을 하는 것이 정당화될 수 있는지에 관한 물음이 제기되고 있다.[34] 나아가 경두개자기자극술

---

28 (2017).

32 위의 글, at 45.

33 https://neurorights-initiative.site.drupaldisttest.cc.columbia.edu/sites/default/files/content/The%20Five%20Ethical%20NeuroRights%20updated%20pdf_0.pdf.

34 이인영, "뇌과학과 뇌법 관련 이슈에 대한 개관", 〈의생명과학과 법〉 제22권(2019), 377-378.

TMS, 뇌심부자극술DBS 등과 관련해 개인의 정체성 또는 심리적 연속성에 관한 권리를 보호하기 위한 대응책을 논의할 필요가 있고,[35] 뇌 손상이나 뇌 기능 장애의 뇌 영상 증거가 향후 재범 예측이나 가석방에서 부정적인 위험인자로 작용할 수 있는데, 이로 인한 낙인과 차별적 취급 등 오남용에 대한 대응책도 필요하다고 하였다.[36] 나아가 신경과학기술은 인간의 마음과 정신에 영향을 미치는 가능성으로 인해 기존의 기본권이 포섭하지 못하는 영역을 고려해 기본권을 확장해야 할 필요성을 제기하므로, "정신적 프라이버시권, 정신적 완전성의 권리, 심리적 연속성에 대한 권리를 포함하는 인지적 자유권을 독자적인 기본권으로서 헌법에 명시되지 아니한 기본권"으로 볼 수 있다는 주장도 제기되었다.[37]

이와 같이 다양한 학자들에 의해 주장되는 권리는 모두 일종의 인격권에 해당하는데, 인격권이란 권리의 주체와 분리될 수 없는 인격적 이익을 누리는 것을 내용으로 하는 권리,[38] 사람이 자기 자신에 대해서 가지는 인격적 이익에 대한 권리[39] 등으로 설명된다. 사실 19세기 이전만 하더라도 인격권은 독자적 권리

---

35 위의 글, at 379-380.

36 위의 글, at 381.

37 엄주희, "4차 산업혁명 시대의 과학기술 발전에 따른 공법적 과제: 신경과학 발전과 기본권 보호의 지형", 〈연세법학〉 제34권(2019), 128, 133.

38 곽윤직·김재형, 《민법총칙》, 박영사(2013), 62.

39 편집대표 김용담(김재형 집필 부분), 《주석 민법》, 채권각칙(6), 한국사법행정학회(2016), 386.

로 인정되지 않았다. 인격권은 인격적 이익을 모두 포함하는 개념으로서 독자적 권리로 승인하기에는 너무 포괄적이고 애매하고, 인간이 법적 권리의 주체가 될 수 있는 이유는 그가 자율적으로 의사를 형성하고 이에 대해 책임을 질 수 있는 인격체이기 때문인데, 이렇게 법적 권리 주체의 배후를 이루는 인격성 자체를 권리 대상으로 만들면 권리 주체와 객체의 구분이 해체되는 문제가 야기될 수 있다고 보았기 때문이다.[40] 그러나 20세기에 접어들면서 새로운 과학기술의 발전으로 인격성 자체를 훼손하는 현상이 등장하면서 인격권을 인정해야 할 필요성이 대두되었다. 독일에서는 1949년에 제정된 독일기본법 제1조 제1항에서 '인간의 존엄성'을, 제2조 제1항에서 '인격의 자유로운 발현권'을 헌법상의 기본권으로 규정했고, 미국에서는 판례를 중심으로 프라이버시 이론이 발전해왔다.[41]

우리나라는 헌법에 인격권에 관한 명문의 규정이 없지만, 헌법 제10조 제1문의 인간의 존엄과 가치 및 행복추구권으로부터 인격권이 도출되는 것으로 본다.[42] 우리 헌법상 인격권의 근거가 되는 인간의 존엄과 가치에 관한 규정은 1962년에, 행복추구권과 사생활의 비밀과 자유는 1980년에 처음 헌법에 제정되었다. 2000년대 초에는 인격권에 관한 명문의 규정을 신설하는

---

40 양천수, "인격권의 법철학적 기초: 인격권의 구조·성장·분화", 〈법과 정책연구〉 11(3) (2011), 7 참조.

41 김선희, 《미국의 정보 프라이버시권과 알권리에 관한 연구》, (비교헌법연구, 2018-B-6) (헌법재판소 헌법재판연구원, 2018) 참조.

42 헌법재판소 2005년 7월 21일 선고, 2003마282 전원재판부 결정.

민법 개정 논의도 있었으나 국회를 통과하지 못했다.

이처럼 인격권에 관한 논의는 비교적 짧은 역사를 갖고 있으나 정보통신기술과 과학기술의 발전으로 개인의 사생활과 인격에 대한 위험이 증대되는 상황에서는 기존의 헌법상 개별 기본권이 미처 예견하지 못한 인격적 이익의 침해로부터 개인을 보호할 수 있는 권리로서 더욱 중요성이 강조되고 있다. 그러므로 신경과학기술의 발전 역시 인간의 뇌의 구조와 기능에 대한 이해의 지평을 넓히고 한편으로는 인간의 인지적·정신적 능력을 지금과 다른 차원으로 나아가게 할 수 있는 가능성이 있지만, 그러한 혜택을 누리기 위한 노력의 과정에서 개인의 자유에 대한 제약이 정당한 범위를 벗어나지 않도록 주의를 기울이는 것이 필요하다. 이런 점에서 프라이버시 등 인격적 이익의 보호에 관한 여러 논의들에 보다 많은 관심을 가져야 할 것이다.

상처 없이 내 마음을 조절할 수 있을까?

비침습적 뇌자극기술

최신우

부산대학교 과학기술학 협동과정에서 약물로 인간의 인지능력을 개선하는
시도가 윤리와 사회에 어떤 영향을 끼치는지를 연구해 박사학위를 받았다.
현재 신경윤리연구회에서 과학기술이 인간의 뇌에 개입할 경우 생길 철학적·
사회적 함의를 연구 중이며, 부경대학교에서 직업윤리 등 실천윤리를 강의하
고 있다.

'비침습적' 뇌 자극을 하는 이유

이 글의 주제는 '비침습적 뇌자극기술이 인간의 마음에 어떤 영향을 끼치는가'다. '비침습적 뇌 자극'non-invastive deep stimulation[1]에서 '비침습적'이라는 단어가 너무 생소하지 않은가? 의학적 의미가 강한 이 한자어는 신체에 구멍을 내지 않고 질병을 진단하거나 치료한다는 뜻이다. 너무 어렵게 생각할 필요는 없다. 만 19세 이상의 우리나라 사람이면 누구나 2년에 한 번 받는 병원 건강검진에서 혈압을 측정하거나 가슴에 방사선을 조사해 고혈압이나 폐결핵에 걸렸는지를 알아본다. 혈압 측정이나 방사선 촬영과 같은 기술은 우리 몸에 구멍을 내지 않고도 질병을 알려주기에 '비침습적'이다. 이와 달리 혈당수치를 알기 위해

---

1   비침습적 뇌자극술이라고도 한다.

주삿바늘로 몸을 찔러 피를 얻는 혈액검사는 우리 몸에 구멍을 내어 질병을 알아내는 기술이기에 '침습적'이다.

인간의 뇌를 조절하는 신경조절술neuromodulation도 침습적인 것과 비침습적인 것으로 나뉜다. 침습적 뇌 자극invasive brain stimulation[2]은 인간의 몸을 자르면 드러나는 뇌나 다른 신경들에 전기나 자기장으로 자극을 가해 질병을 치료하거나 신경이 어떤 기능을 하는지 밝힌다. 침습적 뇌수술은 역사가 기록되기 전부터 시작되었다. 고고학자들은 머리에 예리하고 섬세하게 구멍이 난 흔적이 있는 유골들을 발견했는데, 선사 시대 사람들도 간질이나 심한 두통 같은 문제가 뇌에 있다고 믿고 두개골을 뚫어 뇌수술을 한 것으로 보인다. 19세기 후반 서구 문명은 전자기가 무엇인지 과학적으로 설명했을 뿐 아니라 이 에너지를 이용하는 효과적인 방법들을 찾아냈다. 그리하여 전자 시대가 시작되자 외과의사들은 환자의 머리를 열어 뇌에 전자기로 자극을 가하면 환자의 고통을 누그러뜨릴 수 있다고 믿고 실행에 옮겼다. 이 과정에서 의학자들은 뇌의 특정한 부위에 자극을 주면 환자의 신체나 정신의 어떤 부분에 변화가 일어난다는 사실을 밝혀냈다. 수십 년간 연구 성과가 쌓이면서 의학자들은 만성 통증이나 신경질환 증상이 일어나는 장소 중에 뇌의 어떤 영역[3]이 관련이 있는지를 보다 정확하게 파악했다. 호소부치 요시오

---

2   침습적 뇌자극술이라고도 한다.
3   뇌의 영역brain region을 뜻한다.

Yoshio Hosobuchi는 신경의 통증을 누그러뜨리기 위해 대뇌피질 cerebral cortex[4]보다 깊은 체성감각시상somatosensory thalamus에 전극을 심어 뇌심부자극Deep brain stimulation, DBS을 가했다.[5] 뇌심부자극은 비교적 널리 알려진 침습적 뇌자극기술로서 강박장애 Obsessive-compulsive Disorder, OCD[6]와 같은 정신질환을 치료하는 용도로 그 적용 범위가 확장되고 있다.

그런데 아직 대중에게 인지도가 낮은 침습적 뇌자극기술이 꾸준히 발달한 이유는 무엇일까? 사실 20세기 중반 이후 대중에게 매우 친숙한 치료 수단은 약물이다. 환자에게 필요한 물질을 보충하거나 촉진시켜 질병을 예방하거나 치료하는 약물은 대개 작은 알약 형태라 물과 함께 삼키면 되니 사용하기가 매우 간편하다. 장수의 걸림돌인 당뇨나 고혈압 같은 만성질환도 적절한 약물만 규칙적으로 복용하면 충분히 관리될 수 있다. 하지만 어떤 질병은 약물이 듣지 않는다. 심한 떨림이 멈추지 않는 파킨슨병 환자는 흑질[7]에 작용하는 L-도파[8]라는 약물을 사용

---

4 대뇌 표면을 덮은 회백질의 층. 뉴런들의 세포핵이 모인 곳으로 다음의 기능과 관련된다. 시각 정보의 처리, 피부의 촉각, 의식적으로 계획한 움직임의 통제, 감정과 생각을 의식하며 동기를 부여해 의사결정을 하고 사회성을 나타내며 통제한다.

5 Philip L. Gildenberg, "Neuromodulation: A Historycal Perspective", in the Neuromodulation: Comprehensive Textbook of Principles, Technologies, and Therapies 1st Edition, ed. Elliot Krames, P. Hunter Peckham and Ali R. Rezai (London: Academic Press, 2018), 15.

6 본인의 의지와 무관하게 반복되는 사고에 따라 반복되는 행동을 억제하지 못하는 장애. 이미 씻었음에도 특별한 이유 없이 손을 반복해서 씻는 사람을 상상해보라.

7 중뇌midbrain에 있는 뇌의 조직.

8 L-Dopa levodopa라고도 한다.

하면 떨림 증상이 나아지지만, 어떤 환자들은 약물로도 증상이 사라지지 않는다. 침습적 뇌 자극은 이러한 '치료저항성'[9] 환자들에게 마지막 희망이 될 수 있다. 예를 들면 두개골을 열고 뇌에 전극을 삽입하는 뇌심부자극은 어렵고 위험해 보이지만, 병소에 직접 자극을 가해 이전까지 치료가 안 되던 증상을 단번에 사라지게 할 수도 있다.

그러나 뇌심부자극은 약물을 대신하기에는 부족한 면이 여럿 있다. 일단 수술을 해야 하니 비용이 많이 들고, 숙련된 전문 의료인들이 수술에 참여해야 하는데 그들의 수는 매우 적으며, 수술이 끝난 후에도 뇌에 삽입된 전자 기기들을 수십 년간 꾸준히 관리해야 하니 꽤 번거롭다. 그래서 의사들은 뇌에 직접 자극을 가하지 않으면서도 뇌에 영향을 주는 다른 방법이 있는지 고민해왔다. 예를 들면 미주신경자극 vagus nerves stimulation 은 뉴런[10] 다발들과 연결된 목 안의 미주신경에 전극을 심어 자극을 가한다. 미주신경자극은 시간이 오래 걸리는 복잡한 수술을 거치지 않고도 약물이 잘 들지 않는 강박장애나 우울증 환자에게 큰 도움을 줄 수 있다.

하지만 모든 종류의 침습적 자극 기술들은 끊임없이 신경을 자극하기 위해 몸의 어딘가를 잘라 전극들과 배터리를 몸속에 심어야 한다. 물론 모든 기기들은 몸 안에 있으므로 다른 사람

---

9   질병의 적응증으로 시판된 약물이나 요법으로 치료되지 않음.
10   신경계에 뻗어 있는 주요 신경세포.

들은 환자가 전자 기계의 도움을 받고 있다는 사실을 쉽게 눈치 챌 수 없다. 그러나 환자가 공항에서 검색받을 때 금속탐지기는 몸속 기계의 존재를 쉽게 밝혀낸다. 인공 심장박동기를 단 심장질환 환자처럼 침습적 뇌 자극을 받은 환자도 금속탐지기가 유독 자신에게만 경고음을 울리는 이유를 일일이 해명하기 싫으면 번거로운 사전 절차들을 밟아야 한다. 침습적 뇌 자극은 환자와 장애인이 일상에서 어떤 불편함 없이 자연스럽게 사용할 수 있는 '매끄럽고 흠 없는 기술'이 아니다.

침습적 뇌 자극과 달리 비침습적 뇌 자극은 전자기 자극이 필요한 곳에 어떤 상처도 내지 않는다. 이 기술은 머리의 지정된 부위에 일정한 시간 동안 전기나 자기를 흘리는 원리로 작동한다. 치료나 개선에 필요한 영역만을 선택해 자극을 주기 때문에 부작용을 최소화하면서 원하는 효과를 얻을 수 있다. 많은 약물들은 약물에서 나온 화학물질이 혈관 속 피의 흐름을 타고 신체 곳곳을 돌아다니므로 특정한 조직이나 장기에만 영향을 미치기보다는 여러 부작용이 나타날 수 있다. 그리고 그 중에는 생명을 위협하는 부작용도 있다. 비침습적 뇌 자극은 약물과 같이 다양하고 심각한 부작용 없이 원하는 치료나 개선을 할 수 있으므로 특정한 약물에 민감한 체질을 가진 사람도 큰 부담 없이 사용할 수 있다.

비침습적 뇌 자극을 가하는 목적

비침습적 뇌 자극에는 반복적경두개자기자극Repetitive Ttranscranial Mmegnatic Stimulation, rTMS, 두개전기자극Cranial electrical stimulation, CES, 경두개직류전기자극Transcranial Direct Current Stimulation, tDCS, 경두개교류전기자극Transcranial Altering Current Stimulation, tACS 등이 있다.

뇌를 포함한 신경계의 신경세포에는 세포핵 양 끝에 있는 다발들이 다른 신경세포들에게 전기신호를 전달하는데, 다발들은 마치 전기 케이블과 같은 역할을 한다. 신경 다발들은 다른 신경세포와 바로 이어지지 않고 시냅스라는 틈새에서 끝이 나는데, 시냅스에서 전기신호는 화학신호로 바뀌어 다른 신경세포 다발들에 있는 수용체에 달라붙는다. 수용체들과 결합한 화학물질들은 신경세포를 자극해 새로운 전기신호를 일으킨다. 그런데 어떤 신경세포는 특정한 종류의 화학물질만을 시냅스로 내보낸다.

뇌의 뉴런들이 하는 한 가지 일을 예로 들어보자. 흑질의 도파민 뉴런들은 도파민이라는 물질을 내보내는데, 도파민은 도파민 뉴런들에게만 붙어 전기신호를 일으키는 촉매[11] 구실을 한다. 이렇게 흑질의 도파민 뉴런들에서 출발해 뇌 안의 수많은

---

11 자신은 변화하지 않으면서 다른 물질의 화학반응을 매개해 반응 속도를 빠르게 하거나 늦추는 일 또는 그런 물질.

도파민 뉴런들이 전기적·화학적 신호를 통해 서로 연결된 다발을 흑질-선조체 신경 경로라 한다. 이 경로가 잘 작동하는 사람은 몸의 근육을 마음대로 움직일 수 있다. 하지만 흑질의 도파민 뉴런에 이상이 있는 사람은 흑질-선조체 신경 경로에 도파민이 잘 공급되지 않기에 자신의 의지와 상관없이 근육이 마음대로 떨리거나 제대로 걷지 못하는 파킨슨병에 걸린다.

이처럼 뉴런들은 같은 화학물질을 방출하는 다른 뉴런들과 하나의 신경 경로를 이루고 있기에, 특정한 영역의 뉴런들을 향해 전류나 자기장을 흘리면 그들과 연결된 신경 경로 전체가 영향을 받는다. 비침습적 뇌 자극도 뇌의 이러한 작동 원리를 이용한다. 전류나 자기장이 일정한 영역의 뉴런들을 활발하게 자극하거나 억제하면, 자극신호나 억제신호는 의사나 연구자가 목표로 삼은 신경 경로 전체를 강화하거나 약화시킨다. 경두개교류전기자극이 대뇌피질의 한 부위를 활발하게 하거나 억제하면 신경 경로를 타고 뇌 깊숙한 영역까지 곧 영향을 주지만, 경두개직류전기자극과 반복적경두개자기자극은 시간이 흐른 후에 신경 경로를 통해 뇌의 깊은 영역을 서서히 변화시킨다.

신경 경로의 변화는 인간의 신체와 정신 기능들의 강화 또는 약화로 이어진다. 그 중에서 운동·의식·공간인지력·기억·감정 기능 중 하나를 개선하는 것이 비침습적 뇌 자극의 일차적 목표다. 신경질환이나 정신질환을 앓는 이들은 이 기능들 중 한 부분이 심하게 손상되거나 지나치게 활발하게 된 채 여러 병적 증상을 겪을 수 있는데, 전기나 자기를 흘려 손상된 기능을 회복시키면 증상이 누그러진다. 그러므로 비침습적 뇌 자극의 주된 목적은 상처를 내지 않고도 신경 경로들에 자극을 주어 신경정신질환의 증상을 치유하는 데 있다.

치료 목적을 달성하기 위해

비침습적 뇌 자극의 목적을 달성하기 위해서는 전기나 자기를 어느 부위에, 어느 정도의 강도로, 얼마나 자주 흘려야 환자의 증상이 좋아지는지를 알아야 한다. 반복적경두개자기자극은 좁은 범위의 부위에 자기장을 가할 수 있기에, 병의 증상과 밀접한 관련이 있는 뇌 영역만 집중적으로 자극할 수 있다. 예를 들어, 우울증 치료를 위해서는 자기 코일을 왼쪽 배외측 전전두피질Dorsolateral Prefrontal Cortex, DLPFC에 가까이 놓는다. 그리고 오른쪽 엄지손가락이 전자기의 영향으로 움찔하는 운동역치Motor Threshold, MT보다 같거나 조금 높은 강도로 자기장을 가한다.[12]

그런데 '반복적'이라는 단어가 붙은 이유는 이 기술은 여러 차례 반복해야 치료 효과가 나타나기 때문이다. 왜냐하면 고주파의 자기장은 신경 경로를 장기적으로 강화Long-term Potentiation, LTP하고 저주파의 자기장은 신경 경로를 장기적으로 약화Long-

---

12 Mark S. George·Joseph J. Talor·E. Baron Short, "The Expanding Evidence Base for rTMS Treatment of Depression", *Current Opinion of Psychiatry* 26(1) (2013), 6.

term Depression, LTD시키기 때문이다.[13] 이 말을 쉽게 설명하면 최소한 4-6주 동안 20번 이상 자기장을 가해야 신경 경로에 변화가 일어나 신체나 정신 기능을 점차 회복한다는 것을 의미한다. 우리가 외국어 문장을 잘 기억하기 위해 오랫동안 학습을 반복하면 외국어를 잘 구사하게 되는 원리도 이와 똑같다. 언어 학습도 오래 반복하면 언어 기억과 관련된 뇌 영역이 서로를 촘촘히 연결하는 강화가 일어난다.

의학자들은 경두개직류전류자극이 뇌에 보내는 1-2mA의 직류 자극이 너무 약해서 반복적 경두개자기자극이나 경두개교류전기자극보다 효과가 미미하다고 생각했다.[14] 그래서 이 기술은 1960년대에 이미 알려졌지만 20세기 내내 큰 관심을 받지 못했다. 하지만 경두개직류전기자극은 그것만의 장점이 있다. 이 기기는 양전극과 음전극을 함께 가지고 있어서 대뇌피질의 한 부위를 자극하면서 동시에 다른 부위를 억제할 수 있다. 신경질환이나 정신질환을 앓는 사람의 뇌를 뇌 영상으로 관찰하자 어떤 뇌 영역의 활동은 약한 반면 다른 뇌 영역의 활동은 지나치게 강한 현상이 발견되면서 신경 네트워크 전반이 균형을 잃으면 병이 난다는 가설이 설득력을 얻고 있다. 우울증 환자의 뇌를 관찰하면 좌측 배외측 전전두피질의 활동이 매우 약하지만 우측 배외측 전전두피질은 과도하게 활동한다.[15] 그러면 경

---

13 위의 글, 4.
14 채정호, "우울증에서 비침습적 두뇌 자극 치료: 경두개자기자극과 경두개직류자극", 〈신경정신의학〉 57(2) (2018), 125.

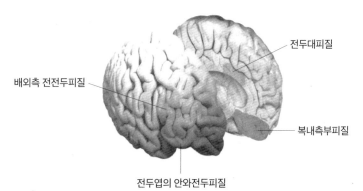

전두대피질

배외측 전전두피질

복내측부피질

전두엽의 안와전두피질

〈그림 1〉 배외측 전전두피질의 위치

두개직류자극의 양 전극으로 앞의 영역을 자극하고 음 전극으로 뒤의 영역을 억제하면 우울증을 치료할 수 있지 않을까? 여러 연구자가 이 새로운 발상을 실행에 옮겼고, 우울증 증상이 좋아진다는 사실을 밝혀냈다.[16]

그런데 의사들이 우울증 치료를 위해 경두개직류전기자극을 가하니, 전기 자극을 받은 환자들은 우울한 감정만 줄어드는 게 아니라 주의력과 작업기억, 실행기능 같은 인지기능도 좋아졌다.[17] 우울증에 의한 우울한 감정이 지속되면 환자는 정상적

15 Simone Grimm et al., "Imbalance between Left and Right Dorsolateral Prefrontal Cortex in Major Depression is Linked to Negative Emotional Judgment: An fMRI Study in Severe Major Depressive Disorder", Biological Psychiatry 63(4) (2008), 369-376.

16 채정호, 같은 글, 126.

17 김평규·김도형, "경두개 직류 자극-정신과적 활용과 현황", 〈신경정신의학〉 24(4) (2017), 177.

으로 사고하지 못하고 살 의지를 잃을 수 있다. 그래서 많은 사람들이 인지기능의 손상을 우울증의 주된 증상에 붙어 따르는 증상으로 여긴다. 이러한 시각은 우울한 감정이 사라지면 현실 속의 사람이나 대상을 지각하고 기억한 다음 그 기억을 가지고 판단하는 능력도 자연스럽게 되살아난다고 본다.

그래서 질병의 치료는 다른 기능들의 손상 때문에 낮아진 인지기능이 비침습적 뇌 자극을 받아 정상으로 돌아오는 것에 신경을 쏟는다. 그런데 어떤 연구자들은 이 기술이 질병을 앓지 않는 건강한 사람의 인지기능을 어떻게 개선하는지에 관심을 갖기 시작했다. 그들은 인간이 외부 대상을 받아들여 기억하고, 그 대상이 무엇인지를 알고 그에 맞춰 행동하는 능력이 비침습적 뇌 자극으로 어떻게 바뀌는지를 살펴보았다.

비침습적 뇌 자극이 건강한 사람의
기억과 사고에 미치는 영향

심리학에 따르면, 인지는 생각하고 알고 기억해내고 의사소통하는 것과 관련된 모든 마음의 활동이다.[18] 인지기능에는 주의력, 기억력, 실행기능, 언어능력, 사회적 인지 등이 있다. 20세

---

18 데이비드 마이어스, 《마이어스의 심리학》, 신현정·김비아 역(시그마프레스, 2014), 183.

기 후반부터 많은 연구자들은 뇌영상기술로 특정 인지기능이 발휘될 때 뇌의 어떤 영역이 가장 활발하게 활동하는지를 구체적으로 밝혀내고 있다. 이렇게 인지기능과 뇌 영역 간의 관계를 알게 된 연구자들은 뇌자극기술로 특정 뇌 영역을 자극해 원하는 기능을 향상시키거나 약화시키려고 한다.

경두개직류전기자극은 인지기능을 향상시키기 위해 보통 배외측 전전두피질에 전기자극을 가한다. 전기자극을 할 때는 주로 양전극만 사용하지만, 다른 영역에 음전극을 부착하거나 양전극을 하나 더 부착하는 경우도 있다. 실험 논문들을 모아 체계적으로 검토한 메타 분석들에 따르면, 경두개직류전기자극은 건강한 사람들의 주의력과 기억력에는 특별한 영향을 주지 않는다.[19][20] 하지만 이 기술은 인간의 작업기억, 언어능력, 그리고 수를 인지하는 능력을 향상시킬 수 있다.

인지의 실행 기능에 속하는 작업기억은 우리가 받아들인 외부의 정보와 우리 내부의 정보를 처리하기 위해 제한된 양의 정보를 잠시 기억하는 능력이다. 우리가 흔히 말하는 기억력은 장기 기억인데, 장기 기억은 책의 정보를 오랫동안 보관하는 책장

19 Josefien Dedoncker et al., "The effect of the interval-between-sessions on prefrontal transcranial direct current stimulation (tDCS) on cognitive outcomes: a systematic review and meta-analysis", *Journal of Neural Transmission* 123 (2016), 1159-1172.

20 Josefien Dedoncker et al., "A Systematic Review and Meta-Analysis of the Effects of Transcranial Direct Current Stimulation (tDCS) Over the Dorsolateral Prefrontal Cortex in Healthy and Neuropsychiatric Samples: Influence of Stimulation Parameters", *Brain Stimulation* 9 (2016), 501-517.

과 같다. 작업기억은 일을 하기 위해 책장에서 꺼낸 책들을 잠시 놓고 펼치는 책상이다. 컴퓨터에 비유하자면 장기 기억 능력은 하드디스크나 SSD의 용량과 같고 작업기억 능력은 메모리의 성능과 같다. 왼쪽의 배외측 전전두피질은 주의력, 작업기억, 의사결정에서 매우 중요한 역할을 한다. 그래서 프레그니Felipe Fregni는 양전극으로 왼쪽의 배외측 전전두피질을 자극했는데, 실험 대상자가 작업기억 과제의 답을 맞히는 속도가 빨라졌다.[21] 한편 음전극으로 안와상피질supraorbital cortex을 억제하면 작업기억의 기능이 더욱 향상되었다.[22]

어떤 연구자들은 왼쪽의 배외측 전전두피질을 양전극으로 자극하면 언어를 유창하게 말하는 능력이 향상되는 현상을 발견했다.[23][24] 또 로스Lars A. Ross는 오른쪽 전방측두엽Anterior Temporal Lobe, ATL에 자극을 가해 이 능력을 개선했다.[25] 이처럼 특정 부위에 전기자극을 가하면 상대방의 이름을 듣거나 그의

21 Felipe Fregni et al., "Anodal Transcranial Direct Current Stimulation of Prefrontal Cortex Enhances Working Memory", *Experimental Brain Research*, 166, 1 (2005), 23-30.

22 Michael J. Imburgioa and Joseph M. Orra, "Effects of prefrontal tDCS on executive function: Methodological considerations revealed by meta-analysis", *Neuropsychologia* 117, 163-164.

23 Meenakshi B. Iyer's et al., "Safety and Cognitive Effect of Frontal DC Brain Polarization in Healthy Individuals", *Neurology* 64, 5 (2005), 872.

24 Anna Fertonani et al., "Naming Facilitation Induced by Transcranial Direct Current Stimulation", *Behavioural Brain Research* 208, 2 (2010), 311-318.

25 Lars A. Ross et al., "Improved Proper Name Recall by Electrical Stimulation of the Anterior Temporal Lobes", *Neuropsychologia* 48, 12 (2010), 2671-4674.

얼굴을 보고 이전보다 더 빨리 이름을 정확하게 맞춰 유창하게 말할 수 있다.

수는 추상적 개념이다. 물론 우리는 손가락으로 수를 세거나 계산기를 눌러 구체적인 수를 계산하는 것 같지만, 다음과 같이 상상해보자. 우리 주변에는 수많은 물체가 있다. 내 주변에는 컴퓨터, 논문, 가구, 반려견, 책장, 책, 거울 등 수많은 물체가 그저 내 눈에 들어온다. 이게 바로 구체적 현실이다. 이 물체들 중 나는 반려견들에게 시선을 집중하며 '개 두 마리'라는 사고를 한다. 개 '두 마리'는 털의 색깔, 성격, 크기, 모양 등 개들이 가진 수많은 성질 중 '수'라는 추상적 성질만을 끄집어낸 결과물이다. 이렇게 인간이 추상적인 숫자를 계산하는 기능을 가리켜 수 인지numerical cognition라고 한다. 카도쉬Cohen Kadosh는 경두개직류전기자극의 양전극으로 우측 두정엽parietal lobe을 자극하면서 음전극으로 좌측 두정엽을 억제했는데, 실험 대상자의 계산능력이 높은 수준으로 급속히 향상되었다.[26] 어떤 실험 대상자들은 모든 실험이 끝나고 6개월이 지난 후에도 향상된 계산능력을 계속 유지했다.

경두개직류전기자극은 건강한 사람의 인지기능 중 일부분을 향상시킬 수 있다. 물론 이것은 공상과학 소설이나 영화에서 묘사되는 것처럼 평범한 인간을 초인으로 만들 만큼 강력하지는

---

26 Cohen Kadosh et al., "Modulating Neuronal Activity Produces Specific and Long-Lasting Changes in Numerical Competence", *Current Biology* 20 (22) (2010), 2016-2020.

않다. 이 기술을 포함한 비침습적 뇌자극술은 건강한 사람의 인지기능을 평소보다 나은 수준으로 개선한다. 그렇다면 전극의 전기자극 세기를 높이거나 전기자극을 더 자주 가하면 인지기능을 더 높은 수준까지 향상시킬 수 있지 않을까?

특정한 인지기능이 좋아지면
다른 기능들이 나빠질까?

비침습적 뇌 자극 연구들 중 대부분은 실험 대상자나 환자가 시술을 받고 몇 주 안에 어떤 신체적 고통이나 정신질환 증상을 겪는지와 같은 단기적 부작용에 주로 관심을 가졌다. 경두개직류전기자극은 전극이 놓인 곳에 가벼운 화상이 생기거나 피부가 약간 가려워지는 미미한 부작용이 나타날 수 있다. 가장 심한 부작용은 자극을 받은 우울증 환자 중 매우 적은 수가 앓는 가벼운 조증mania인데, 이 문제도 시간이 지나면 곧 사라진다. 다른 비침습적 뇌 자극도 경두개직류전기자극처럼 심한 부작용이 별로 없다. 그래서 기술의 발전과 대량 생산으로 비침습적 뇌 자극 기기들이 소형화되고 가격도 수백만 원대 미만으로 내려가면 일반 가정에서도 비침습적 뇌 자극을 쉽게 이용할 수 있다. 앞으로 우리는 머리에 더 높은 세기로 더 자주 전기자극을 가해 자신이 원하는 인지능력을 더 높이 향상시켜야 할지를 두고 고민하게 될지도 모른다.

그런데 인류가 수백만 년 동안 진화하면서 인간의 인지기능은 외부 환경의 압박과 다른 기능들의 성장과 충돌하며 일정한 수준에서 더 이상의 발달을 멈추고 자연선택되었다.[27] 자연선택된 인지기능은 다른 인지기능들과 서로 균형을 이룬 채 일정한 수준에 머물러 있다. 이를 인지기능들 간의 절충cognitive trade-off이라 한다. 그런데 우리가 비침습적 뇌 자극을 계속 사용한다면 특정한 인지기능은 강해지겠지만 다른 기능들이 약해지는 부작용이 있을 수 있다. 비침습적 뇌 자극이 어떤 인지기능과 다른 기능들 사이의 균형을 깨뜨릴 수도 있다는 것이다.

카도쉬가 경두개직류전기자극이 인간의 수 인지 능력에 끼치는 영향을 연구한 후 인지기능들 간의 절충에 영향을 주는 것을 발견했다.[28] 앞쪽 두정엽posterior parietal cortex에 자극을 가하면 수를 학습하는 능력이 좋아졌지만 이미 학습한 내용에 대한 자동성automaticity은 약화되었다. 자동성은 우리가 무언가를 배우고 나면 주의를 거의 기울이지 않고도 배운 바를 활용하는 능력을 말한다. 예를 들면, 앞쪽 두정엽에 전기자극을 받은 우리는 학습능력이 향상되어 어떤 수학 방정식을 좀 더 쉽게 배울 수 있을지도 모른다. 하지만 자동성이 약화된 우리는 알게 된 방정식을 가지고 문제를 즉시 푸는 것이 아니라 방정식을 의식적으

27 Thomas Hills and Ralph Hertwig, "Why Aren't We Smarter Alteady: Evolutionary Trade-offs and Cognitive Enhancement", *Current Directions in Psychological Science* 20(6) (2011), 374.

28 Teres Luculano and Cohen R. Kadosh, "The Mental Cost of Cognitive Enhancement", *Journal of Neuroscience* (2013), 1-25.

로 떠올리면서 문제에 천천히 적용하게 될 수 있다. 배외측 전전두피질에 전기자극을 가하면 이와 정반대로 수를 배우는 능력은 약해지지만 주의를 크게 기울이지 않고 배운 내용을 바로 활용하는 자동성이 향상되었다.

뇌의 한 영역에는 여러 기능이 동시에 관련되어 있기 때문에 인지기능들 간의 절충은 다루기 어려운 복잡한 문제일 수 있다. 왜냐하면 일정한 영역을 자극해 한 가지 기능을 향상시키면 여러 다른 기능들에도 동시에 영향이 가기 때문이다. 예를 들면 배외측 전전두피질이 깊이 관련한 인지기능만 해도 작업기억, 주의, 계획, 충동조절, 논리적 판단 등 여러 가지가 있다. 그런데 작업기억 능력을 향상시키기 위해 이 영역을 일부러 자극할 경우 다른 기능도 함께 좋아질지 아니면 오히려 약화될지 예상하기란 매우 어렵다. 어떤 연구자들은 진화 과정에서 인간의 특정한 인지기능이 최대한 발달하지 않은 이유는 우리가 아직 모르는 숨겨진 비용이 이득보다 더 컸기 때문이라고 주장한다.[29] 하지만 진화생물학과 의학은 '숨겨진 비용'이 구체적으로 무엇인지 밝혀내는 일을 최근에 시작했다. 그러므로 우리가 저렴한 비용으로 비침습적 뇌 자극 기기를 구입해 그것을 오랫동안 사용하면, 우리도 모르는 사이에 어떤 기능들이 약화될지도 모른다.

---

29 Janine Reis et al., "Non-invasive Cortical Stimulation Enhances Motor Skill Acquisition over Multiple Days Through an Effect on Consolidation", *Proceedings of the National Academy of Sciences* 106(5) (2009), 1590-1595.

뇌를 자극하면 공정하게 행동할까?

우리는 인간이라면 마땅히 따라야 하는 법칙에 묶여 있다. 규범이라 불리는 이 법칙은 우리가 어떤 판단을 내리고 어떻게 행동하는 것이 바람직한지를 알려주는 가치 기준이다. 원래 규범은 대대로 내려오는 전통이나 신이 준 법이라고 존중받으며 공동체를 하나로 묶어왔다. 공동체 구성원은 항상 규범에 비추어 다른 구성원과 적절한 관계를 맺어야 했다. 선사 시대에 인구가 크게 증가하면서 인류는 널리 교류하게 되었으며, 원활한 교류를 위해 필요한 특성들이 모여 최초의 규범이 생긴 것으로 보인다.

규범은 시대와 장소에 따라 매우 다양하지만 한 가지 공통점이 있다. '남에게 해를 끼치지 말라.' 이 말에서 '남'이 누구인지 여러 해석이 있다. 규범이 처음 세워졌을 때 '남'은 혈연관계가 있는 사람이나 같은 부족민만 해당되었지만, 현대에 와서 '남'은 모든 인간을 포함한다. 남에게 해를 준다는 말에는 그의 신체에 큰 상처를 주거나 재산을 빼앗는다는 의미도 있지만, 불공정한 대우를 하거나 모욕을 주는 것도 포함한다. 그렇다면 우리는 어떤 경우에 부당한 대우를 받는다고 생각할까? 고대 그리스의 철학자 아리스토텔레스는 자신의 가치보다 더 많은 몫을 가지려는 사람을 불공정한 사람이라고 했다.[30] 그는 '제 몫'에

---

30 아리스토텔레스, 《니코마코스 윤리학》, 강상진·김재홍·이창우 역(도서출판 길,

해당하는 것으로 돈, 명예, 지위 등을 들었다. 불공정한 사람은 각자 마땅히 가져야 할 몫을 균등하게 주지 않기 때문에 그것을 분배받은 사람들은 큰 불만을 가진다. 그리고 자신이 응당 받아야 할 몫보다 적게 받았다는 부당함을 풀기 위해 여러 방식으로 불공정한 분배자를 공격할 수 있다. 그들의 공격 수단으로는 반란을 일으켜 분배자와 싸우는 무력 투쟁, 소송을 통해 시시비비를 가리는 법적 투쟁, 법도 불공정할 경우 일부러 법을 어기는 불복종 투쟁, SNS 등을 통해 대중에게 불공정함을 직접 호소하는 여론 투쟁 등이 있다.

　심리학은 자원을 분배하는 사람과 분배받는 사람이 서로 공정하게 행동하는지를 명확히 알기 위해 다음과 같은 방법으로 실험했다. 최후통첩게임에서 참여자 A는 자신이 공짜로 받은 돈을 B에게 나누어주어야 한다. A가 어느 정도의 돈을 줄지 제안하면 B는 A의 제안을 받아들이거나 거절한다. 만일 B가 A의 제안을 거절하면 A와 B 모두 그 돈을 가질 수 없게 된다. 이 게임은 참여자 A 집단이 주는 돈의 평균을 측정하거나 B 집단이 받는 돈의 평균을 측정한다. 예를 들면, A가 가진 돈의 50%를 나눠준다면 A는 공정한 분배자로 여겨진다. 많은 B들은 A가 자기 돈의 25%보다 적게 나눠주면 받기를 거부하는데, 단지 이득이 적어서가 아니라 공평하지 않기 때문이다.

　독재자게임은 최후통첩게임과 달리 B가 A의 제안을 거절하

2017), 161-162.

지 못하고 무조건 받아들여야 한다. 이 게임에서는 참여자 A 집단이 자기 마음대로 주는 돈의 평균을 잰다. 그 외에 독재자게임을 변형한 실험 방법이 있다. 예를 들면 A가 주려는 돈이 터무니없이 적어서 B가 거부한다고 가정해보자. B가 A의 제안을 거부하면 돈 x를 내놓아야 하지만 그 대가로 A도 x의 5배에 해당하는 돈을 잃는다. 이 유형의 게임에서 B가 A에게 가할 수 있는 벌칙이 강하면 강할수록 A는 가능한 한 더 많은 돈을 B에게 나눠주는 경향이 있다.

A가 적은 돈을 주거나 B가 적은 돈이라도 받는 것은 돈을 아끼거나 조금이라도 더 가지려는 합리적 이기심에서 비롯된다. 그리고 A가 많은 돈을 주거나 B가 돈이 적다고 거절하는 것은 공평한 몫을 서로 나누기를 원하는 공정함에서 비롯된다. 그런데 A가 B에게 더 큰 몫을 나눠주는 공정한 행동은 순수하게 자발적인 동기에서 비롯될 수도 있지만 계산적인 동기가 깔려 있을 수 있다. 최후통첩게임과 벌칙이 있는 독재자게임에서 A는 많은 돈을 잃고 싶지 않기에 B에게 자신의 몫을 공평하게 나눠주는 경우가 많다. A와 B가 이러한 행동을 할 때 그들의 뇌에는 어떤 변화가 일어날까?

한 뇌 영상 연구에 따르면, 불공평하다는 이유로 B가 A의 돈 받는 것을 거절할 때 전방뇌섬interior insular과 배외측 전전두피질에서 활발한 활동이 일어난다.[31] A가 벌칙을 의식하며 B에

---

31 Alan G. Sanfey et al., "The Neural Basis of Economic Decision-Making in the

게 공평하게 돈을 나눌 때는 배외측 전전두피질, 안와외측 전전두피질orbitolateral prefrontal cortex, OLPFC, 내측 미상핵bilateral medial caudate nucleus 등에서 활발한 활동이 일어난다.[32] 두 경우 모두 오른쪽 배외측 전전두피질이 활성화된다. 하지만 뇌 영상은 특정한 행동과 특정한 뇌 영역의 활동 간의 상관관계만을 알려준다. 즉 뇌 영상은 뇌 영역 A의 활동이 활발해지는 것과 B라는 행동을 하는 것이 체계적으로 관련되어 있을지도 모른다는 것만 알려주지, 뇌 영역 A의 활동(원인)이 행동 B(결과)를 낳는다는 것을 밝히지 못한다. 달리 말해 뇌 영상만으로는 오른쪽 배외측 전전두피질의 활동과 공정한 행동 간의 인과관계를 밝힐 수 없다.

이 문제를 해결하기 위해 연구자들은 비침습적 뇌 자극을 활용한다. 전기나 자기 자극은 대뇌피질의 활동을 활성화하거나 억제시킨다. 만일 오른쪽 배외측 전전두피질이 활발하게 활동할수록 돈을 공평하게 나눠주거나 공평하게 나눠진 돈만 받는 결정을 내린다면, 오른쪽 배외측 전전두피질의 활동은 공정한 행동을 낳는 원인 중 하나일 것이다. 반대로 오른쪽 배외측 전전두피질을 억제할수록 공평한 분배에 신경 쓰지 않고 돈을 조금이라도 더 가지려는 결정만 한다면, 이 피질의 활동을 억제하는 것은 이기적이고 불공정한 행동으로 이어지는 원인 중 하나

Ultimatum Game", *Science* 300 (5626), 1755-1758.

32 Manfred Spitzer et al., "The Neural Signature of Social Norm Compliance", *Neuron*, 56(1) (2007), 185-196.

일 것이다.

저주파의 경두개 자기자극을 쏘면 오른쪽 배외측 전전두피질의 활동은 억제된다. 저주파 자기장을 실험 참여자들에게 쪼이고 난 직후에 그들은 최후통첩게임에서 돈을 받는 역을 맡았다. 한편 가짜 자기자극을 받은 참여자들은 오른쪽 배외측 전전두피질이 정상적으로 활동했다. 그들은 가장 적은 돈을 준다는 제안, 즉 매우 불공정한 제안을 받으면 9.3%만이 이에 응했다.[33] 실제 현실에서도 많은 사람들이 주어지는 대가가 자신에게 이득이 될지라도 자신의 값어치나 한 일에 걸맞지 않게 적으면 불쾌해하며 그 대가를 거절한다. 이와 대조적으로 저주파 자극으로 오른쪽 배외측 전전두피질의 활동이 억제된 참여자들은 무려 44.3%가 가장 불공정한 제안을 받아들이고 약간의 돈을 받았다.[34] 그런데 그들은 이 제안이 공정하지 못하다고 판단하면서도 자신의 판단과는 전혀 다르게 행동했다.

한편 경두개직류전기자극의 양전극은 오른쪽 배외측 전전두피질의 활동을 활발하게 하고, 반대로 음전극은 그곳의 활동을 억제한다. 이 기기는 크기가 작아 실험 참여자들이 머리에 부착한 상태에서 게임을 진행할 수 있다. 음전극을 부착한 참여자 중 46.6%는 가장 불공평한 제안, 즉 가장 적은 돈을 주겠다는 제안을 기꺼이 받아들였다.[35] 하지만 가짜 전극을 부착한 참여자

---

33 Daria Knoch, et al., "Diminishing Reciprocal Fairness by Disrupting the Right Prefrontal Cortex", *Science* 314(5800) (2006), 829-823.

34 위의 글.

중 가장 불공평한 제안을 받아들인 이는 25.4%에 불과했다.[36] 경두개자기자극과 경두개직류전기자극의 증거들은 오른쪽 배외측 전전두피질이 공정한 대우를 우선하는 결정을 내리는 데 필수적임을 알려준다.

그렇다면 오른쪽 배외측 전전두피질은 돈을 주는 사람이 공평한 몫을 나누는 데 있어 어떤 역할을 할까? 이 영역을 활성화하거나 억제하면 어떤 일이 일어날까? 러프Christian C. Ruff는 독재자게임과 벌칙 있는 독재자게임에서 경두개직류전기자극을 받은 사람들과 그렇지 않은 사람들이 상대방에게 어느 정도의 돈을 나눠주는지를 관찰했다.[37] 벌칙 있는 독재자게임의 가장 중요한 규칙은 벌칙 방식이다. 참여자에게 일정한 돈을 제안받은 상대방이 이를 불공정하다며 자기 돈을 지출하면서까지 그 제안을 거절하면 참여자는 상대방이 쓴 돈의 다섯 배를 잃는다. 그래서 독재자게임에서 자기 이익을 위해 돈을 아끼는 참여자도 벌칙 있는 독재자게임에서는 신중하게 상대방의 심리를 읽으며 공평한 제안을 해야 한다. 일반적으로 독재자게임의 참여자들은 수중에 있는 10-15%의 돈을 상대에게 주지만, 벌칙 있

---

35 Daria Knoch et al., "Studying the Neurobiology of Social Interaction with Transcranial Direct Current Stimulation: The Example of Punishing Unfairness", *Cerebral Cortex* 18(9) (2008), 1987-1990.

36 위의 글.

37 Christian C. Ruff, Glusepe Ugazio and Emst Fehr, "Changing Social Norm Compliance with Noninvasive Brain Stimulation", *Science* 342(6157) (2013), 482-484.

는 독재자게임에서는 40-50%의 돈을 제안한다.

　그들에게 경두개직류전기자극을 가하자 흥미로운 결과가 나왔다.[38] 독재자게임에서 양전극이 오른쪽 배외측 전전두피질을 활성화하자 참여자들은 약 10%의 돈을 나눠주었는데, 음전극이 같은 부위를 억제하자 약 17%의 돈을 나누었다. 한편 가짜 자극을 받은 참여자들은 약 15%의 돈을 나누었다. 그러니까 오른쪽 배외측 전전두피질이 활발하게 활동하면 돈을 주는 사람이 평소(15%)보다 적은 돈을 나누고, 그곳을 억제하자 더 많은 돈을 나눠준 것이다. 그런데 다른 실험들에서 돈을 받는 사람은 같은 부위가 억제되자 터무니없이 적은 돈을 제안해도 쉽게 받아들였다. 즉 이익을 조금이라도 얻기 위해 불공정한 제안을 수락한 것이다. 그런데 똑같은 곳을 억제했는데 돈을 주는 사람은 왜 더 공평하게 돈을 상대에게 나누려 할까? 오히려 이곳의 활동이 활발해지자 주는 사람은 평소보다 더 인색해졌다. 오른쪽 배외측 전전두피질은 눈앞의 이익을 외면하고 공정하게 의사결정을 내리는 원인 중 하나로 알려져 있는데 말이다.

　러프는 벌칙 있는 독재자게임으로 이 수수께끼를 풀었다. 이 게임에서 참여자들은 자신의 제안이 거절당하면 큰 돈을 잃는 부담을 진다. 이 조건에서 양전극으로 전류를 흘리자 참여자들은 가짜 자극을 받은 참여자들이 제안한 것보다 1/3 더 많은 돈을 제안했다. 이와 대조적으로 음전극 자극을 받은 사람들은 가

38　위의 글.

짜 자극을 받은 사람들이 제안한 돈의 4/5만 제안했다. 그러니까 앞의 실험에서 양전극 참여자는 자기 마음대로 돈을 줄 수 있으면 자신의 돈 중 10%만 나눠주었는데 이번 실험처럼 인색하면 큰 돈을 잃는 상황에서는 50%에 가까운 돈을 나눈 것이다. 이것은 오른쪽 배외측 전전두피질을 자극하면 특별한 조건에서만 공정하게 행동한다는 것을 의미한다. 특별한 조건이란 공정하게 행동하지 않으면 큰 벌을 받는 규칙이 잘 작동하는 것이다. 그러니까 오른쪽 배외측 전전두피질이 활발하게 활동하는 사람은 불공정하게 분배할 때 자신에게 생길 이득과 손실을 비교한 다음, 손실이 더 클 것 같으면 자신의 것을 공평하게 나눠준다. 그런데 그는 이득과 손실의 발생을 의식적으로 계산하지 않는다. 그는 몫을 어떻게 나누는 것이 공평하거나 불공평한지를 평소에 잘 알지만, 전기 자극을 받으면 자신이 의식하지 못하는 사이에 가장 유리한 결정을 자동으로 내린다. 생각과 행동이 각각 따로 이루어지는 것이다.

마지막으로 오른쪽 배외측 전전두피질의 활동이 억제된 사람들이 어떻게 돈을 나눠주는지 알아보자. 러프의 실험 참여자들은 독재자게임을 할 때는 보다 많은 돈을 상대에게 줬지만, 벌칙 있는 독재자게임에서는 이득과 벌칙을 신중히 고려하지 않고 적은 돈만 상대에게 주려고 했다. 슈트랑Sabrina Strang은 경두개자기자극으로 저주파 자기장을 흘려 러프의 실험을 재현하려고 했다. 독재자게임에서는 오른쪽 배외측 전전두피질이 억제된 참여자들이 그렇지 않은 참여자들보다 더 적은 돈을 나눠주었다. 러프의 실험 결과가 재현되지 않은 것이다. 하지만 벌칙 있는 독재자게임에서는 러프의 결론이 재현되었다. 이 영역이 억제되지 않을 때 공정한 몫을 상대에게 제안한 사람들도 경두개자기자극이 같은 곳을 억제하자 상당수가 적은 돈을 제안하다 벌칙을 받았다.[39] 요컨대 비침습적 뇌 자극이 오른쪽 배외측 전전두피질의 활동을 강화하면, 규범이 강제될 때만 공평히 분배하는 능력이 향상된다.

대부분의 사람들은 '공정'이 도덕적으로 올바르다는 데 동의한다. 그러나 '공정해야 한다'는 당위에 동의하는 것과 '공정하게 행한다'는 실천을 하는 것은 각각 다른 신경 네트워크를 통해 이루어지는 것 같다. 지금까지의 실험에서 드러난 바와 같이 '공정'에 동의한 실험 참여자들도 얼마든지 인색하게 돈을 나눌 수 있다. 일상생활에서도 '공정'에 말과 행동이 따로따로인 경우는 매우 흔한데, 지금까지 이런 언행 불일치의 사람은 도덕적 지탄의 대상이었다. 하지만 이 도덕적 문제를 근본부터 해결하려면 우선 그들이 왜 그렇게 행동하는지 알아야 한다. 비침습적 뇌 자극은 자원을 공평하게 분배받기를 원하기에 적은 돈을 주는 제안을 거절하는 '행동'을 낳는 두뇌 네트워크에서 오른쪽 배외측 전전두피질이 반드시 필요함을 알려준다. 실제로 우리는 그저 약간의 돈이 아니라 정당한 몫을 원한다. 하지만 오른

---

39 Sabrina Strang et al., "Be nice if you have to: the neurobiological roots of strategic fairness", *Social Cognitive and Affective Neuroscience* 10(6) (2014), 790-796.

쪽 배외측 전전두피질은 이중적이다. 비침습적 뇌 자극이 이 영역을 활성화하면 사람들은 처벌당할 위험이 있을 때만 공평한 분배자로 변신한다.

우리나라의 전통적인 도덕은 성인이나 군자가 공평무사하게 상과 벌을 내리는 이상적 세계를 그린다. 하지만 현실 세계, 특히 민주주의와 자본주의가 지배하는 사회에서 어느 정도의 이득을 나눌 것인가는 분배자와 분배받는 자 간의 치열한 줄다리기 끝에 정해진다. 그리고 분배받는 다수가 뭉쳐 분배자에게 실제로 타격을 줄 수 있을 때 분배자는 공평하게 나눠주려는 경향이 있다. 예를 들면 강력한 사용자에 맞서 근로자들이 노조를 결성하고 파업을 할 수 있기에 사용자는 자기 마음대로 노동 착취를 하기 어렵다.

지금까지의 실험들은 '공정'이 그저 선의가 아니라 상호 견제와 균형으로 달성될 수 있음을 알려준다. 또 단지 뇌의 특정 부위를 활발히 자극하는 것만으로는 '전반적인 공정 능력의 향상'을 달성하기 어렵다는 사실도 알려준다. 왜냐하면 오른쪽 배외측 전전두피질은 공정한 행동을 하도록 이해타산적인 계산을 하는 데 영향을 줄 뿐이지 무조건적이고 자발적으로 공정하게 행동하는 것과는 거리가 멀기 때문이다.

이익과 위험, 어느 쪽이 더 중요할까?

신경조절기술의 의료윤리적 측면

유상호

서울대학교 의과대학을 졸업하고 같은 대학에서 인문의학(의료윤리학)으로 박사학위를 받았다. 현재 한양대 의대 의료인문학교실 주임교수로 재직하고 있으며, 신경윤리연구회 회장과 한국의료윤리학회 편집위원장 등을 맡고 있다. 의료윤리, 신경윤리, 의료인문학 분야에서 연구와 강의를 하고 있으며, 바람직한 의료의 정립과 과학의 수용을 위해 우리가 지향해야 할 것이 무엇인지에 대해 학생들과 함께 고민하고 있다.

뇌는 전기로 작동하는 기관이다!

최근 다양한 과학적 성과와 관련 기술이 의료 분야에 도입되고 있다. 그중에서도 신경과학의 성과와 관련 기술이 의료에 적용되면서 그동안 치료가 거의 불가능하다고 여겨졌던 많은 신경계 질환과 정신질환에 희망이 보이고 있다. 특히 고령화가 급격히 진행되고 있는 상황에서 많은 이들이 치매와 파킨슨병과 같은 신경계 질환에 대해 심한 두려움을 갖고 있으며, 실제로 이런 질병이 증가하고 있는 것도 사실이다. 이들 질환을 극복하기 위해서는 과학적 성과가 적절한 형태로 의료에 도입되어야 하며, 이를 위한 기초적인 신경과학 연구와 기술 개발이 절실히 필요하다.

그런데 이런 기술은 사람에게 적용되는 것이므로 이 기술이 개인뿐 아니라 인간 공동체에 미치는 영향을 미리 검토하고 예측 가능한 영향에 대해서는 대응책을 마련해두어야 할 것이다. 특히 신경과학이 대상으로 삼고 있는 뇌의 경우 인간의 인격 및 정체성과 밀접한 관련이 있으므로 이런 신경과학 기술의 영향은 매우 심대하고 광범위할 것이다. 그러므로 기술 도입 전 다양한 측면에서의 검토와 대처가 반드시 필요하며, 특히 인문사회적·법적 검토가 이루어져야 한다.

뇌는 인체의 장기 중 하나다. 그런데 다른 장기와 달리 뇌는 매우 특별한 점을 가지고 있다. 사고, 정서, 의지, 의식 등과 같은 사람의 정신적 부분을 뒷받침하고 있을 뿐만 아니라 감각, 운동, 체온, 호흡과 같은 생명에 필수적인 신체 기능까지 담당하고 있다. 여기에 더해 인간의 정체성과 인격과도 밀접한 관련이 있다고 여겨진다. 물론 현재 우리는 뇌와 정신, 뇌와 정체성 및 인격이 어떤 식으로 연결되어 있는지 명확하게 이해하고 있는 것은 아니다. 그러나 뇌 손상을 겪은 환자가 나타내는 인지 기능 저하나 정서의 변화 등을 보았을 때 뇌가 인간 정신의 기반이 된다는 것을 의심하기는 어렵다.

이런 정신 작용을 가능하게 하는 뇌의 최소 단위는 뉴런이라고도 불리는 신경세포다. 성인 뇌에는 신경세포가 약 1천억 개정도 있는 것으로 알려져 있다. 이 신경세포는 다른 신경세포들과 촘촘히 연결되어 있는데, 이 연결을 시냅스라고 한다. 각각의 신경세포는 다른 신경세포들과 약 1천-1만 개의 시냅스를 형성하고 있으며, 성인 뇌에는 총 10^{16}개라는 어마어마한 수의 시냅스가 존재하는 것으로 알려져 있다. 이런 방대한 수의 신경세포와 이들의 연결인 시냅스가 우리의 정신 작용을 가능하게 한다. 그런데 시냅스는 화학적 신호와 전기적 신호가 합쳐지는 미시 공간이다. 신경전달물질이라는 화학 신호가 한 신경세포에서 다른 신경세포로 전달되면서 신경세포 간의 정보 전달이 일어나며, 이런 화학적 신호는 전기적 신호로 전환되어 신경세포를 활성화시킨다. 이런 특성을 고려할 때 뇌는 한마디로 전기화학적 기관이라고 할 수 있다.

이런 뇌의 전기화학적 특성을 잘 활용하여 의료에 적용한다면 효과적인 치료로 이어질 수 있다. 치료를 위해 화학적 물질을 사용하거나 전기 자극 또는 이와 유사한 자극[1]을 사용하는 것이다. 이 중에서 전기 자극이나 이와 유사한 자극을 치료에 활용하는 경우를 신경조절술neuromodulation 또는 신경자극술neurostimulation이라고 부른다. 이 신경조절술이 의료에서 활용되는 구체적 현황을 살펴보고, 신경조절술이 야기할 수 있는 윤리적 쟁점과 이에 대한 검토와 대응에 대해 알아보자.

---

1   전기 자극과 유사한 자극이란 예를 들어 자기나 초음파를 활용한 자극을 가리킨다. 강한 국소적인 자기나 초음파를 뇌의 특정 부위에 투사하면 해당 부위의 신경세포들에 탈분극이 일어나거나, 탈분극이 일어나지 않더라도 신경세포들의 전체적인 전기적 반응에 변화를 유발해 기대하는 효과를 얻을 수 있다. 그러므로 이런 자극들도 최종적으로는 신경세포들의 전기 신호의 변화와 관련되어 있다.

신경조절술이란 무엇인가

신경조절술은 전기, 자기, 초음파 등으로 뇌나 신경의 특정 부위를 자극하여 해당 부위의 기능을 조절하는 시술법이다. 전기는 뇌의 기본 활동인 신경세포 사이의 신호전달을 직접 매개한다. 신경조절술에서 이용하는 전기나 자기와 같은 자극은 이 신경세포의 전기 신호를 유발하거나 조정함으로써 신경세포 사이의 신호전달을 조절한다. 신경세포 사이의 전달을 특정 부위나 조직 수준에서 조절할 수 있다면 해당 부위의 기능을 증진하거나 억제할 수 있으며 이것이 바로 신경조절술의 작용 기전이다.

신경조절술은 그동안 침습적 방식과 비침습적 방식으로 분류되어왔다. 침습적 방식이 특정 기기나 장치를 피부조직이나 머리뼈를 관통해(개두술) 신경이나 뇌에 직접 삽입하여 내부에서 자극을 주는 것이라면, 비침습적 방식은 피부나 머리뼈 위에 기기나 장치를 부착한 후 외부에서 자극을 주는 방식이다. 뇌나 신경에 대한 자극이 전반적인지 국소적인지 또는 부분적으로 전반적인지에 따라 분류할 수도 있다. 전반적인 자극은 뇌 반구 hemisphere나 뇌 전체에 자극을 주는 방식이고, 국소적인 자극은 뇌나 신경의 특정 부위에 한정해 자극을 주는 방식이다. 이 분류는 각 시술법이 뇌와 신경에 어떤 영향을 미치는지 분명히 이해하게 해줄 뿐만 아니라 침습성에 따른 분류가 갖는 안전성에 대해 불필요한 오해를 일으키지 않는다는 장점이 있다.[2] 대표적 신경조절술로는 뇌심부자극술deep brain stimulation, DBS, 미주

신경자극술vagus nerve stimulation, VNS, 경두개자기자극술transcranial magnetic stimulation, TMS, 경두개직류전기자극술transcranial direct current stimulation, tDCS, 경두개교류전기자극술transcranial alternative current stimulation, tACS 등이 있다(〈표 1〉 참조).[3] 이미 1930년대 개발된 치료법인 전기경련요법electroconvulsive theory, ECT 또한 신경조절술에 해당된다.[4]

뇌심부자극술은 개두술을 통해 뇌의 특정 부위에 긴 침을 삽입한 후 그 침을 이용해 해당 부위를 직접 전기로 자극함으로써 치료 효과를 얻는 시술법이다. 전기 자극을 지속적으로 주기 위해 배터리가 장착된 자극기를 침과 연결하여 수술을 통해 가슴 피부 아래 삽입한다. 침의 위치와 전기 자극의 강도를 이용해 특정 부위에 대한 자극을 미세하게 조정할 수 있으며, 이런 자극을 해당 부위에 직접 투여한다는 점이 큰 장점이다. 뇌심부자극술은 다양한 질환에 우수한 치료 효과를 나타낼 뿐 아니라 특

---

2 침습성에 따른 분류는 비침습적이라면 상대적으로 안전한 것으로, 침습적이라면 상대적으로 위험한 것으로 간주하게 한다는 점이 문제로 지적되어왔다. 뇌와 신경에 미치는 신경조절술의 장·단기적 영향을 고려할 때 비침습적이라고 무조건 안전한 것은 아니며, 장기적 안전성에 대해서는 침습성 여부와는 별개로 평가해야 한다. 예를 들어 전기경련요법의 경우 비침습적인 치료법이지만 뇌의 인지기능에 미치는 부작용이나 장기적 영향은 상당한 것으로 평가된다.

3 침습성으로 분류하면, 뇌심부자극술과 미주신경자극술은 침습적 방식이고, 경두개자기자극술과 경두개직류전기자극술, 경두개교류전기자극술은 비침습적 방식이다.

4 전기경련요법은 환자를 마취한 상태에서 강력한 전기 자극을 뇌 전반에 줌으로써 경련을 유발하고 이를 통해 치료 효과를 나타내는 치료법으로 아직 그 작용기전이 명확히 밝혀져 있지는 않지만 뇌심부 조직을 조절하는 뇌피질의 전반적 활성화를 통해 변연계와 같은 뇌심부 조직을 조절하는 것으로 알려져 있다. 약물에 반응하지 않는 우울증, 자살 사고, 조현병의 긴장증catatonia 등에 대해 신속한 치료 효과를 나타낸다.

〈표 1〉 신경조절술의 분류

	전반적 자극	국소적 자극		부분적으로 전반적 자극
침습적	해당되는 시술법이 없음.	DBS	VNS	
비침습적	ECT		TMS	tDCS, tACS
치료 효과	높은 치료 효과	일부 질환에는 높은 치료 효과	치료 효과 있음.	일부 효과가 있거나 확실하지 않음.
부작용 가능성	있음(인지장애, 어지럼 등)	수술로 인한 부작용이나 후유증	VNS는 부작용이 거의 없음. TMS는 경련 가능성이 있음.	대부분 피부병변과 같은 미미한 부작용 보고. 일부 우울증 환자에서 조증/경조증을 보고함.
학문적 관심/ 임상적 효용	상대적으로 낮음. 뇌의 국소적 이해에 도움이 되지는 않으나 ECT의 기전에 대한 연구를 통해 뇌피질과 뇌심부조직과의 관계를 이해할 수 있음.	상대적으로 높음. 뇌의 기능이나 병적 상태를 국소적으로 확인할 수 있는 계기가 됨.		약물과 같이 환자의 자가 사용 용도로 처방할 수 있으므로 임상적 효용성에 대한 관심이 상당히 높음.

* 약어: ECT(전기경련요법), DBS(뇌심부자극술), VNS(미주신경자극술), TMS(경두개자기자극술), tDCS(경두개직류전기자극술), tACS(경두개교류전기자극술).

정 부위가 특정 기능이나 상태와 관련이 있다는 것을 밝혀낼 수 있다는 점에서도 중요한 가치가 있다. 예를 들어 뇌의 띠이랑 영역cingulate area에 전기 자극을 주었을 때 우울 증상이 호전되었다면 이 부위가 우울 증상의 발생이나 진행에 어떤 역할을 담당하는 것으로 해석할 수 있다. 또 일정 빈도 이상의 전기 자극을 투여할 때는 특정 부위의 뇌 기능이 증진되고 일정 빈도 이하의 자극을 투여할 때는 해당 부위의 기능이 억제된다면 자극의 수준과 기능 변화와의 관계를 파악할 수 있다.

경두개자기자극술은 머리뼈 위에 전자기코일을 부착한 후 국소적인 자기장을 일으켜 뇌나 신경의 특정 부위를 자극하는 시술법이다. 현재 상용화된 전자기코일 대부분은 8자 형태를 취하고 있으며, 최근에는 8자 형태보다 더 강한 자기장을 형성할 수 있는 H자 형태의 코일이 개발되었다. 이 시술법은 코일을 통해 형성된 자기장이 조직 내에서 전기장으로 변하여 적당한 강도와 시간에 도달하면 일반적인 전기 자극처럼 신경세포의 탈분극을 일으키는 원리를 이용한다. 자기 자극이 두피나 머리뼈와 같은 저항이 큰 물체에 의해 강도가 약해지지 않으며, 두피에서 강한 전류 밀도를 형성하지 않아 통증이 적게 발생하므로 비침습적으로 해당 뇌 부위를 안전하게 조절할 수 있다는 큰 장점이 있다. 경두개자기자극술을 일정 시간 동안 반복적으로 시행하는 반복적 경두개자기자극술repetitive TMS, rTMS은 대뇌 피질의 흥분도를 장기적으로 변화시키는 것으로 알려져 있으며, 이런 특성을 활용해 여러 질환에 장기적 효과를 나타내는 것으로 보인다. 경두개자기자극술을 위해 사용하는 기기는 보통 전자기코일이 들어 있는 트랜스듀서와 본체 및 환자를 고정하는 치료용 베드로 구성되어 있다. 전문 의료기기 회사가 생산하는 고가의 의료기기다.

경두개전기자극술은 약한 강도의 직류나 교류의 전기를 표면 전극을 통해 두피에 직접 적용하는 방식으로 뇌의 특정 영역을 자극한다. 현재까지 주로 사용된 전기 자극은 직류전기에 의한 것이며, 직류전기를 사용하는 경우는 경두개직류전기자극술, 교류전기를 사용하는 경우는 경두개교류전기자극술이라고 한다. 두피에 부착한 두 개의 전극 사이로 약 0.5-4mA의 전류를 흘려보내면 전류 회로가 만들어지며, 전류 회로 주변에 있는 신경세포의 막전위membrane potential를 조정함으로써 해당 영역의 활성화를 조절하는 것으로 알려져 있다. 일반적으로 양극 전극이 부착된 부위의 신경세포들은 활성화되고, 음극 부위는 비활성화된다. 그러므로 이런 특성에 기반하여 치료하려는 기능과 치료 부위에 따라 양극과 음극 전극의 위치를 정할 수 있다. 자극에 사용하는 기기가 크지 않고 이동이 가능하기 때문에 환자가 집에서도 사용할 수 있으며, 약한 전기를 이용하기 때문에 부작용 측면에서 다른 시술법과 비교했을 때 우월하다는 장점이 있다. 경두개전기자극술에 사용되는 기기는 전기생성기와 전극으로 구성되어 있으며, 사용 방법 또한 매우 간단한 편이다.

　신경조절술이 최근 의료계에서 많은 관심을 받게 된 주요 배경으로는 먼저, 신경계 질환이나 정신질환에 사용되던 여러 약물의 효과가 불완전하고 부작용 또한 만만치 않다는 사실이 드러나면서 새로운 치료법의 필요성이 크게 대두되었다는 점을 들 수 있다. 또 이들 질환과 관련된 신경회로에 대한 이해가 높아지면서 신경조절술로 호전시킬 수 있다는 기대를 갖게 되었다는 점도 중요하다. 다음으로 다양한 비침습적 신경조절술이

〈표 2〉 신경조절술의 종류와 주요 특성

종류	침습성	효과 기전	한국 식품의약품안전처 승인 여부	미국 식품의약국 승인 여부
전기경련요법 (ECT)	비침습적	치료적 경련을 유발함으로써 뇌피질의 활성을 전반적으로 향상시킴.	정신질환에 대한 일반적 승인.	정신질환에 대한 일반적 승인.
뇌심부자극술 (DBS)	침습적	뇌 특정 부위에 전극을 삽입해 지속적으로 신경회로의 주요 결절 부위를 자극함.	떨림, 파킨슨병에 대한 승인 (2002년).	떨림(1997년), 파킨슨병(2002년), 근긴장이상(2003년), 강박증(2009년)에 대한 승인. 우울증과 뇌전증에 대한 승인.
미주신경자극술 (VNS)	침습적	좌측 미주신경에 전극을 연결해 지속적으로 피질하 부위를 자극함.	승인된 질환 없음.	정신질환에 대한 일반적 승인.
반복적 경두개자기자극술 (rTMS)	비침습적	자기 자극을 통해 뇌피질 특정 부위의 장기적 활성을 조절함.	우울증에 대한 승인(2013년).	우울증에 대한 승인(2008년). 정신질환에 대한 일반적 승인. 뇌졸중에 대한 승인.
두개신경자극술 (CES)	비침습적	극저강도 교류 전기 자극을 통해 피질하 뇌구조의 활성을 조절함.	승인된 질환 없음.	정신질환에 대한 일반적 승인.
경두개직류전기자극술(tDCS)	비침습적	저강도 직류 전기 자극을 통해 뇌 특정 영역의 활성을 조절함.	승인된 질환 없음.	승인된 질환 없음.
경두개교류전기자극술(tACS)	비침습적	저강도 교류 전기 자극을 통해 뇌 진동의 변화를 유도함.	승인된 질환 없음.	승인된 질환 없음.

개발되면서 부작용이 적은 치료법이라는 인식이 생겼으며, 스마트폰과 같은 무선통신기기와의 연동을 통해 증상의 관찰이나 치료가 용이해졌다는 점을 들 수 있다. 이처럼 적은 부작용과 간편한 적용 방법으로 인해 임상 이외의 목적으로 신경조절술을 사용하는 경우, 예를 들어 일반인이 인식기능을 개선하기위해 사용하는 경우 또한 증가하고 있다. 이에 따라 최근 국내외적으로 신경조절술에 대한 임상연구가 급속히 증가하고 있으며, 관련 연구결과도 활발히 보고되고 있다. 그러므로 신경조절술의 의학적 이익과 위험에 대해 더욱 엄격한 평가가 이루어져야 할 것으로 보인다. 〈표 2〉를 통해 지금까지 임상에 도입된 대표적인 신경조절술과 각 시술법의 주요 특성을 확인해보자.

신경조절술의 현황 및 의학적 이익과 위험

신경조절술을 가장 적극적으로 사용하고 있는 대상 질환은 신경계 질환과 정신질환 등이며, 주요 의학 분야는 신경학, 신경외과학, 정신의학, 재활의학 등이다. 신경조절술을 대표적으로 적용하고 있는 신경계 질환으로는 파킨슨병, 본태떨림essential tremor,[5] 근긴장이상dystonia[6] 등이 있으며, 정신질환으로는 주요

---

5 현재로서는 원인을 명확히 알 수 없는 손, 팔, 다리 등의 불수의적인 떨림을 주 증상으로 하는 질병.
6 불수의적인 근육의 긴장과 이상운동을 주 증상으로 하는 질병으로 그 원인은 다양할

우울장애, 경조증, 강박장애 등이 있다. 이외에도 뇌졸중과 같은 신경계 질환이나 사고의 후유증에 대한 뇌신경 재활에도 신경조절술을 적극적으로 활용하고 있다. 신경조절술의 의학적 이익과 위험에 대해 대표적인 신경조절술인 뇌심부자극술, 반복적 경두개자기자극술, 경두개직류전기자극술을 중심으로 살펴보면 다음과 같다.

뇌심부자극술

뇌심부자극술은 현재 다양한 신경계 질환과 정신질환에 활용되고 있다. 이 중에서 뇌심부자극술이 대표적으로 사용되고 있는 질병인 파킨슨병을 중심으로 그 활용에 대해 알아보자.

파킨슨병은 알츠하이머병에 이어 노년기에 발생할 수 있는 가장 흔한 신경계의 퇴행성 질환으로 안정 시 떨림, 경직(근육이 뻣뻣해짐), 서동(행동이 느려지고 움직임의 진폭이 감소함), 보행 및 균형 장애 등의 운동장애를 특징으로 하는 질병이다. 그러나 치매와 같은 인지기능 저하, 우울, 불안과 같은 신경정신 증상, 기립성 저혈압, 변비, 요실금과 같은 자율신경계 이상, 불면증과 같은 수면 장애 등 다양한 비운동성 장애가 함께 발생한다. 그러므로 현재 파킨슨병은 운동성 증상과 비운동성 증상을 동반하는 신경계의 전반적인 퇴행성 질병으로 인식되고 있다. 파킨

것으로 보임.

슨병의 가장 중요한 병리적 변화는 중뇌 흑질에 분포되어 있는 도파민 생성 세포의 퇴행성 변화와 소실이며, 이로 인해 도파민과 관련된 주요 신경회로에 문제가 발생하고 운동장애가 생기는 것으로 알려져 있다. 이와 달리 비운동성 증상은 도파민 관련 신경회로뿐 아니라 뇌 여러 부위의 퇴행성 변화와 관련이 깊은 것으로 보인다. 파킨슨병의 국내 유병률은 2016년 기준 인구 10만 명당 142.5명이며, 남자(117.7명)보다 여자(167.3명)에서 유병률이 더 높다.[7] 서동, 보행 장애와 같은 운동장애가 중심 증상이므로 일상생활에 큰 영향을 미칠 뿐 아니라 인지기능 저하, 신경정신 증상, 자율신경계 이상 등이 동반되어 환자들이 겪는 어려움이 매우 크다. 또 퇴행성 질환의 특성상 치료 중에도 계속 악화되는 경과를 보인다.

1964년 레보도파가 발견되기 전까지 치료가 거의 불가능한 질병으로 여겨졌으나 레보도파와 같은 도파민 전구체가 발견된 이후 어느 정도 조절이 가능해졌다. 그러나 질병이 진행된 이후에는 환자 대부분에서 약물의 효과가 불규칙해지거나 저하되며 많은 경우 불수의적으로 몸을 꿈틀거리는 이상운동증이 약물의 부작용으로 발생한다. 약물 복용 사이에 약물의 효과가 사라지고 운동장애 증상이 악화되는 기간이 늘어나며, 약물 복용 20-40분 후 혈중 약물 농도가 최고가 될 때 이상운동증이 발생

---

7   이지은·최정규·임현선·김종헌·조정흐·김규식·이필휴·손영호·이준홍, "국민건강보험공단 표본 코호트 자료를 이용한 한국인 파킨슨 환자의 유병률 및 발생률", <대한신경과학회지> 35(4) (2017), 191-198.

하는 기간이 생긴다. 약물 복용 후 운동장애 증상이나 이상운동증 없이 잘 조절되는 기간과 앞에서 언급한 두 기간이 번갈아가며 발생하는 일종의 약물의 요요현상[8]이 생기는 것이다. 이런 상태에서는 약물치료 외에 다른 대안이 필요하며, 현재까지는 뇌심부자극술이 가장 효과적인 대체 치료법에 해당된다.

뇌심부자극술의 가장 적절한 대상은 앞에서 언급한 약물의 효과가 요요현상을 나타내는 경우, 약물 부작용으로 이상운동증이 생긴 경우, 약물에 반응하지 않는 떨림이 지속되는 경우, 약물의 부작용으로 인해 약물 사용이 어려운 경우 등이다. 파킨슨병 치료를 위한 자극 부위는 바닥핵basal ganglia이라고 불리는 부위로, 뇌의 거의 중앙에 해당되는 깊숙한 곳에 위치한다. 가장 자주 사용되는 자극 목표점은 시상밑핵subthalamic nucleus, STN과 창백핵내측globus pallidus pars interna, Gpi이며, 중간배쪽핵ventralis intermedius nucleus, Vim 또한 중요한 목표점이다. 이들 목표점은 뇌 양쪽에 모두 위치하고 있기 때문에 자극하는 침을 양쪽 모두에 삽입한다.

뇌심부자극술의 효과는 국내외의 여러 연구를 통해 기존의 약물치료와 비교했을 때 우월한 것으로 확인되었다. 이중 가장 대표적인 연구는 2009년 미국의 보훈병원을 중심으로 시행된 연구로서, 레보도파에 반응을 보이는 총 255명의 진행성 파킨슨병 환자를 대상으로 뇌심부자극술과 약물치료의 효과를 비교

---

8   의료계에서는 운동변동motor fluctuation이라고 부른다.

했다. 시술 6개월 후 증상의 변화를 살펴보았을 때 운동장애와 이상운동증 측면에서 모두 뇌심부자극을 받은 환자군이 약물치료군보다 크게 호전된 것으로 나타났다. 그뿐만 아니라 도파민 전구체의 사용량 또한 뇌심부자극군에서 크게 감소하였으며 삶의 질 또한 뇌심부자극군에서 우수한 결과를 보였다. 부작용 측면에서는 뇌심부자극술은 수술이 필요하므로 수술의 부작용인 출혈이나 감염이 해당군에서 관찰되었으며, 이와 같은 중대한 이상반응은 약물치료군과 비교하여 뇌심부자극술군에서 3.8배 정도 많이 발생했다. 시술 36개월 후에도 역시 운동장애에 대한 효과는 뇌심부자극술군이 우월한 것으로 나타났다.[9]

뇌심부자극술은 약물치료와는 다른 방식으로 그 효과를 나타낸다. 레보도파와 같은 약물의 효과는 도파민 분비 촉진과 관련이 있다면 뇌심부자극술은 이와는 다른 경로로 효과를 나타내는 것으로 보인다. 예를 들어 약물에 효과가 없는 떨림이나 약물의 부작용인 이상운동증은 뇌심부자극술이 효과적으로 조절할 수 있지만 보행 동결[10]과 같은 심한 보행장애는 뇌심부자극술에 반응을 보이지 않는다. 이에 대한 가설로는 뇌심부자극이 운동 신경회로에 나타나는 병적 진동을 전기생리적으로 조

---

9   Frances M. Weaver·Kenneth Follett·Matthew Stern et al.; CSP 468 Study Group, "Bilateral deep brain stimulation vs best medical therapy for patients with advanced Parkinson disease: a randomized controlled trial", *JAMA* 301(1) (2009), 63-73.

10 보행을 시작할 때나 방향을 전환할 때처럼 움직임의 변화가 시작될 때 제대로 움직이지 못하고 정지해버리는 현상, 마치 움직임이 얼어버리는 것 같은 현상을 가리킨다.

절하여 효과를 나타낸다는 것이다.[11] 앞으로 뇌심부자극술과 같은 신경조절술이 여러 질환에서 효과적으로 사용되고 그 적용 범위를 넓히기 위해서는 뇌심부자극술을 비롯한 신경조절술의 작용 기전을 더 이해할 필요가 있다.

결론적으로 뇌심부자극술은 진행성 파킨슨병 환자에게 뚜렷한 이익을 주는 것으로 보이며, 이 중에서도 약물의 효과가 요요현상을 나타내는 경우, 약물에 반응하지 않는 떨림이 있는 경우, 약물의 부작용으로 약물을 사용할 수 없는 경우에서 그 효과가 뚜렷했다. 그러므로 뇌심부자극술은 진행성 파킨슨병 환자가 선택할 수 있는 가장 우수한 치료법 중 하나다.

뇌심부자극술은 현재 파킨슨병 외에도 본태떨림과 근긴장이상과 같은 이상운동질환에서 뚜렷한 효과를 나타내는 것으로 보고되고 있다. 이들 질환에서도 역시 약물치료에 반응하지 않거나 약물의 부작용으로 인해 약물을 사용할 수 없는 경우에 뇌심부자극술은 중요한 치료법으로 인정된다. 그 외 신경계 질환인 만성통증, 뇌전증, 군발두통, 인지기능 저하 등과 정신질환인 우울증, 강박장애, 뚜렛증후군 등에도 뇌심부자극술을 사용하고 있으며, 일부 의식장애 환자의 재활에도 사용하고 있다. 현재 국내에서는 파킨슨병, 본태떨림, 근긴장이상, 만성통증, 강박증, 뇌전증을 뇌심부자극술의 치료대상(적응증)으로 인정

11 A. Pogosyan·F Yoshida·C. C. Chen, et al., "Parkinsonian impairment correlates with spatially extensive subthalamic oscillatory synchronization", *Neuroscience* 171(1) (2010), 245-257.

하고 있다. 파킨슨병의 경우 뇌심부자극술 시술 전에 2년 이상 약물치료를 받았으며, 약물 복용 전후로 파킨슨평가척도UPDRS에서 30% 이상 차이가 날 경우 국민건강보험이 적용된다.

뇌심부자극술의 가장 심각한 부작용은 수술 중 발생할 수 있는 출혈과 뇌졸중이다. 이 부작용은 환자의 1–3% 정도에서 발생하는 것으로 알려져 있다. 뇌졸중의 경우 수술 중 또는 수술 후 몇 시간 내로 발생하기 때문에 이 시간 동안 뇌졸중 발생에 대해 세심한 관찰이 필요하다. 수술로 인한 다른 중요한 부작용으로는 감염이 있을 수 있다. 만약 감염이 발생한다면 삽입한 기기를 모두 제거해야 한다는 문제가 아울러 발생한다. 출혈, 뇌졸중, 감염 등은 환자가 사망할 수도 있는 부작용이므로 매우 세심하게 관찰해야 한다.

이외 뇌심부자극술의 부작용으로 감각이상, 불수의적 운동, 인지장애, 정서 변화 등이 발생할 수 있으며, 특히 문제가 되는 것은 충동 억제에 장애가 생겨 도박중독이나 성충동 등이 발생하는 경우다. 그러나 이러한 부작용의 발생 빈도는 매우 낮다.

경두개자기자극술

경두개자기자극술은 다양한 정신질환과 신경계 질환에 활용되고 있으며, 일부 신경계 질환의 후유증에 대한 재활치료에도 활용되고 있다. 이 중에서 주요 우울증을 중심으로 경두개자기자극술의 의학적 이익과 위험에 대해 알아보면 다음과 같다.

주요 우울장애는 단순히 우울한 기분이 드는 정도를 벗어나 다음의 증상 중 다섯 가지 이상이 2주 동안 지속적으로 나타나며, 이 증상 중 1번과 2번 가운데 하나는 반드시 포함되어야 한다. 주요 우울장애는 상당히 흔한 질병으로 국내 평생 유병률이 2016년 기준 5.0%이며, 여자(6.9%)에서 남자(3.0%)보다 유병률이 더 높다.[12] 주요 우울장애는 상당히 심각한 질병으로 정상적인 생활이 거의 어렵거나 심하면 자살로 이어질 수 있다.

1. 거의 매일 우울함.
2. 거의 하루 종일 일상생활의 흥미와 기쁨이 감소(주관적 또는 객관적으로).
3. 체중 감소 또는 식욕 변화.
4. 불면증 또는 과다 수면.
5. 정신운동성 초조(예: 안절부절못함) 또는 정신운동성 지체(예: 생각이나 행동이 평소보다 느려짐).
6. 피곤함 또는 기력 저하.
7. 무가치감 또는 과도한 자책감.
8. 사고능력과 집중력의 저하 또는 결정을 내리지 못함.
9. 죽음에 대한 반복적인 생각 또는 반복적인 자살 사고나 자살 시도.

---

12 보건복지부, 〈정신건강실태조사〉, 2016년 12월.

주요 우울증에 대한 기본 치료는 약물치료이며 다양한 약물이 개발되어 사용되고 있다. 선택적세로토닌재흡수차단제selective serotonin reuptake inhibitor, SSRI, 삼환계항우울제tricyclic antidepressant, TCA 등이 주된 치료제로 사용되고 있다. 그러나 상당수 환자에서 약물이 효과를 나타내지 않거나 부작용이 심해 약물치료를 지속할 수 없다. 이런 상황에서 가장 유망한 대체 치료법이 바로 신경조절술이며, 이 중에서도 현재 가장 주목받고 있는 치료법이 경두개자기자극술이다. 자기 자극을 한 번의 처치로 그치지 않고 반복해서 여러 번 시행할 경우 치료 효과가 뚜렷하여 치료법의 한 형태로 확립되었으며, 이를 반복적 경두개자기자극술이라고 부른다.

경두개자기자극술은 1985년에 개발된 이래 불안증과 우울증 같은 신경증에서부터 조현병 등의 정신증에까지 다양한 정신질환의 치료법으로 사용되었다. 뇌를 전반적으로 자극하는 전기경련요법과 비교하면 마취가 필요 없고, 치료 목적으로 경련을 유발하지 않으며, 치료 후 인지장애가 생기지 않는다는 장점이 있으며, 뇌심부자극술과 비교하면 개두술을 시행하지 않기 때문에 출혈이나 감염 같은 심각한 부작용이 발생할 가능성이 없다. 미국 식품의약국FDA은 2008년 한 가지 이상의 항우울제에 효과를 보이지 않는 주요 우울장애의 치료를 위해 반복적 경두개자기자극술을 승인했으며, 우리나라 식품의약품안전청(현재 식품의약품안전처)도 2013년 우울증의 치료법으로 승인했다.[13]

주요 우울증 치료를 위한 경두개자기자극술 부위는 왼쪽 배외측 전전두피질dorsolateral prefrontal cortex, DLPFC과 오른쪽 배외측 전전두피질 부위다. 특히 왼쪽 DLPFC 부위는 우울증 환자에서 그 활성도가 저하되어 있다고 알려져 있으며, 일부 연구에서는 뇌혈류 이상이 확인되기도 했다. 왼쪽 DLPFC 부위에 고빈도(5-20Hz)의 자기 자극을 주거나 오른쪽 DLPFC 부위에 저빈도(1Hz 이하)의 자기 자극을 주었을 때 유의한 항우울 효과가 나타난 것으로 보고되었으며, 왼쪽과 오른쪽을 번갈아가며 자극하는 방식도 효과가 확인되었다.[14] 이런 효과는 고빈도의 자기 자극이 왼쪽 DLPFC 부위의 혈류와 대사량을 증가시키고, 중뇌-변연계 신경회로를 조절함으로써 나타내는 것으로 보인다. 현재 가장 일반적으로 사용되는 방식은 왼쪽 DLPFC 부위에 고빈도의 경두개자기자극술을 1회당 30-60분 정도 매일 2주간 시행하는 것이다. 그러나 자극 부위, 자극 빈도, 자극 강도, 치료 기간 총 자극 횟수, 치료 횟수, 사용하는 코일의 종류 등에 따라 다른 반응을 보일 수 있다. 그래서 이런 요소들을 다양하게 조합하여 최적의 치료 효과와 최소한의 부작용을 나타내는 방식을 찾으려는 시도가 이루어지고 있다. 경두개자기자극술의 자기장 강도는 자기공명영상MRI과 비슷한 수준으로 자극 시에 머리에 노크하거나 손가락으로 툭툭 치는 듯한 느낌이

---

13 기존의 8자형 코일보다 더 깊은 부위의 뇌를 자극할 수 있는 새로운 H자 형태의 심부 경두개자기자극술 역시 2013년에 미국 FDA의 승인을 받았다.
14 김신태·김혜원·김세주·강지인, "반복 경두개자기자극술의 우울증 치료 효과 및 최신 동향에 대한 고찰", 〈생물정신의학〉 24(3) (2017), 95-109.

들 수 있다.

주요 우울장애에 대한 경두개자기자극술의 치료 효과는 여러 연구를 통해 입증되었다. 2010년 미국 국립정신건강연구소 National Institute of Mental Health가 후원한 약물 저항성 우울증 환자 190명을 대상으로 한 첫 대규모 임상시험에서 rTMS군(14%)이 가짜 자극을 사용한 통제군(5%)보다 우울 증상 관해율이 더 높은 것으로 나타났다. 이어진 공개open label 시험에서는 rTMS의 관해율이 30%에 달했다.[15] 다수의 임상시험 결과를 체계적으로 종합해 결론을 내리는 메타분석 연구에서도 그 효과가 확인되었다. 2014년 29개의 가짜 자극을 포함한 비교 임상시험을 대상으로 한 메타분석 연구에 따르면, 왼쪽 DLPFC에 대한 고빈도 rTMS가 유의한 항우울 효과를 나타내는 것으로 확인되었으며, 치료반응률과 관해율의 상대비는 가짜 자극에 비해 각각 3.3으로 우수했다. 아울러 rTMS의 치료 효과가 항우울제와 유사한 수준이라고 보고하였다.[16] 2016년에 발표된 한 국내 연구에서도 2주간의 10Hz rTMS가 가짜 자극군에 비해 항우울 효과가 뚜렷했고, 그 효과가 좌측 미상핵과 DLPFC의 연결성 감

15 Mark S. George·Sarah H. Lisanby·David Avery et al., "Daily left prefrontal transcranial magnetic stimulation therapy for major depressive disorder: a sham-controlled randomized trial", *Arch Gen Psychiatry* 67(5)(2010), 507-516.

16 Marchelo Berlim·Frederique van den Eynde·Santiago Tovar-Perdomo·Daskalakis Zafiris, "Response, remission and drop-out rates following high-frequency repetitive transcranial magnetic stimulation (rTMS) for treating major depression: a systematic review and meta-analysis of randomized, double-blind and sham-controlled trials", *Psychol Med* 44(2)(2014), 225-239.

소와 연관되어 있다고 보고했다.[17] 그러므로 경두개자기자극술은 주요 우울장애 환자에게 분명한 이익을 주는 것으로 보이며, 특히 항우울제에 반응을 보이지 않는 환자에게 그 효과가 분명했다. 경두개자기자극술은 항우울제에 반응을 보이지 않는 환자를 대상으로 우울증의 급성기 치료에 단독이나 약물과의 병용요법으로 사용할 수 있다.

경두개자기자극술은 우울증 외에도 강박장애나 조현병의 환청 치료에 효과적으로 적용할 수 있다. 이외 강박장애, 뚜렛증후군, 만성통증, 외상후스트레스장애, 중독 등과 같은 정신질환과 만성통증, 두통, 이명 등과 같은 신경계 질환에 효과적인 것으로 보인다. 또 뇌졸중 후에 발생하는 상지 마비와 같은 후유증에 대해서도 재활 목적으로 사용하고 있다.

경두개자기자극술의 가장 흔한 부작용은 두통과 피부불편감이며, 환자의 20% 정도에서 발생했다. 증상은 대부분 일시적이거나 경미했다. 일시적인 청력 소실이 보고된 적이 있어 청각안전지침에 따라 시행되고 있으며, 시술 중 귀마개를 하도록 권고한다.

지금까지 보고된 가장 중요한 부작용은 경련이다. 반복적 경두개자기자극술의 특성상 국소적인 부위에 집중적으로 자극을

---

17 Jee In Kang·Hyeongrae Lee·Kyungun Jhung et al., "Frontostriatal Connectivity Changes in Major Depressive Disorder After Repetitive Transcranial Magnetic Stimulation: A Randomized Sham-Controlled Study", *J Clin Psychiatry*, 77(9) (2016), e1137-e1143.

주게 되므로 해당 부위가 운동피질 영역과 가까운 경우라면 경련이 발생할 수 있다. 경련 질환을 앓고 있는 경우의 위험률은 1.4% 정도이며, 그렇지 않은 경우는 1% 미만이다. 경련이 없었던 환자에게 경련을 유발한다면 이것은 상당히 심각하게 고려해야 할 부작용이다. 그러나 그동안 전 세계적으로 시행된 경두개자기자극술의 횟수를 고려할 때 경련은 상당히 드문 부작용으로 판단된다. 그리고 모두 치료 중에 발생하였으며, 치료 후 경련이 발생했거나 경련이 반복된 경우는 보고되지 않았다. 또 다른 중요한 부작용은 일시적으로 급성 경조증이 생기는 경우다. 일부 연구에서 급성 경조증 발생을 보고하였으나 약물로 충분히 조절되었으며, 발생 빈도 또한 매우 낮다. 경두개자기자극술의 장기 부작용은 아직 보고되지 않았으나 그 가능성을 완전히 배제할 수는 없다.

경두개전기자극술

경두개전기자극술 역시 다양한 정신질환과 신경계 질환의 치료에 활용하기 위해 현재 상당수의 연구가 진행되고 있으며 일부 환자를 대상으로 사용되고 있다. 전기 자극술은 크게 직류전기를 사용하는 경우와 교류전기를 사용하는 경우로 분류할 수 있으며, 임상 적용이나 연구 측면에서 직류전기를 활용한 경우가 교류전기보다는 상대적으로 많다. 그래서 이 단락에서는 직류전기를 활용한 경두개전기자극술에 대해 알아볼 것이며,

그 의학적 이익과 위험을 뇌졸중에 따른 장애를 중심으로 알아보고자 한다.

뇌졸중은 혈관성 원인에 의해 국소적으로 또는 전반적으로 뇌의 기능에 급격한 장애가 발생하고, 이 장애가 24시간 이상 지속되거나 사망에 이르는 질병을 가리킨다. 뇌졸중은 국내에서 암 다음으로 중요한 사망 원인이며, 성인에서 후천성 장애를 일으키는 가장 중요한 원인이다. 뇌졸중 후에 발생하는 마비, 실어증 등과 같은 장애는 환자와 가족이 가장 힘들어하고 호전되기를 바라는 증상이다. 팔이나 다리에 마비가 생긴 경우 다른 사람의 도움 없이는 일상생활 자체가 어려우며, 마비로 인해 움직임이 감소할 경우 다른 합병증이 발생할 수도 있다. 환자나 가족의 삶의 질이 크게 저하되는 것은 두말할 나위가 없다. 뇌졸중은 노년기에 발병이 증가하는 질병으로서 19세 이상 성인의 국내 뇌졸중 유병률은 2014년 기준 1.71%이며, 여자(1.52%)보다 남자(1.90%)에서 유병률이 다소 높다.[18]

뇌졸중의 후유증으로 운동기능 장애가 발생했을 때 재활을 위해 작업치료를 포함해 다양한 치료법을 적용한다. 이 중에서도 마비가 생긴 팔의 사용을 독려하고 반대쪽 팔의 사용을 억제해 마비가 생긴 팔의 회복을 유도하는 치료법을 건측상지운동제한치료법constraint induced movement therapy, CIMT이라고 하며, 현재까지 뇌졸중에 의한 상지 장애 재활에서 가장 주목받는 치료

---

18 대한뇌졸중학회 역학연구회, 〈Stroke Fact Sheet in Korea 2018〉(2018).

법이다. 이 치료법의 작용 기전을 경두개직류전기자극술로 재현하려는 연구가 그동안 여럿 진행되었다. 뇌졸중이 생긴 부위를 자극하고 그 반대편을 억제할 경우 유사한 효과를 얻을 수 있다는 가정하에 직류전기의 양극을 뇌졸중이 생긴 부위에 부착하고 음극을 반대쪽에 설치하여 그 효과를 평가한 것이다.

2010년 국내 재활의학자들이 수행한 연구에 따르면 아급성기 뇌졸중 환자의 상지 장애에 대해 작업치료와 병행한 tDCS를 작업치료와 병행한 가짜 자극과 비교했을 때 tDCS군이 가짜 자극군과 비교해 단기 효과와 장기 효과 모두에서 우수한 결과를 보였다.[19] 이런 효과는 만성 뇌졸중 환자를 대상으로 한 연구에서도 확인되었다.[20] 그리고 2021년 뇌졸중으로 인한 상지 장애에 대한 임상시험 18개를 대상으로 메타분석을 시행한 연구에 따르면 전통적인 재활 치료법과 병행한 tDCS가 통계적으로 유의하게 효과가 있는 것으로 확인되었다. 그리고 만성기 뇌졸중 환자에서 아급성기 환자보다 더 효과적이고, 초기 장애 정도가 심하지 않은 경우가 심한 경우보다 더 효과적이라고 보고되었다.[21]

19 Kim Dae-Yul·Lim Jong-Yub·Kang Eun Kyoung et al., "Effect of transcranial direct current stimulation on motor recovery in patients with subacute stroke", *Am J Phys Med Rehabil* 8 9(11) (2010), 879-886.

20 Kim Deog Young·Park Chang Il·Jung Kang Jae et al., "Improvement of chronic post-stroke hemiparetic upper limb function after 2 week trascranial direct current stimulation", *J Korean Acad Rehabil Med* 33 (2009), 5-11.

21 Sybren Van Hoornwedera·Laurens Vanderzandea·Eva Bloemers et al., "The effects of transcranial direct current stimulation on upper-limb function post-

뇌졸중에 의한 실어증에 대해 tDCS를 사용한 경우 역시 그 효과가 확인되었다. 2018년 신경조절술 전문가들이 수행한 연구에 따르면 뇌졸중으로 장기적인 실어증이 생겨 언어재활치료를 받고 있는 74명의 뇌졸중 환자를 대상으로 1mA의 전기 자극을 매일 30분간 15번에 걸쳐 총 3주 동안 처치한 후 가짜 자극과 비교했을 때, 전기 자극술을 받은 군은 3주 후 13개 이상의 이름을 올바르게 호명하였으나 가짜 자극군은 8개만을 호명할 수 있었으며 그 차이는 통계적으로 유의미했다.[22] 이들을 대상으로 추가 분석을 시행한 결과 가장 큰 효과를 얻은 환자들은 뇌유래신경영양인자brain-derived neurotrophic factor에 특정 유전적 변이를 갖고 있었다. 즉 경두개직류전기자극술은 뇌의 가소성을 향상시킴으로써 언어재활치료에 효과를 나타내는 것으로 보이며, 가장 큰 효과를 보인 환자들은 뇌가 가소성을 나타내는 데 기여하는 유전적 변이를 갖고 있는 경우다.[23] 이외 삼킴 곤란, 인지기능 저하 등에 대한 tDCS의 효과를 확인하는 연구가 여럿 수행되었으며, 긍정적인 효과가 있는 것으로 보고되었다.

결론적으로 경두개직류전기자극술은 전통적인 재활치료법

stroke: A meta-analysis of multiple-session studies", *Clin Neurophysiol* 132(8) (2021), 1897-1918.

22 Julius Fridriksson·Chris Rorden·Jordan Elm et al., "Transcranial Direct Current Stimulation vs Sham Stimulation to Treat Aphasia After Stroke: A Randomized Clinical Trial", *JAMA Neurol* 75(12) (2018), 1470-1476.

23 Julius Fridriksson·Jordan Elm·Brielle C. Stark et al., "BDNF genotype and tDCS interaction in aphasia treatment", *Brain Stimul* 11(6) (2018), 1276-1281.

과 병행했을 때 뇌졸중 후 운동기능 장애나 실어증에 효과가 있는 것으로 확인되었다. 이외 삼킴 곤란이나 인지기능 저하에 대해서도 어느 정도 효과가 있는 것으로 보이나 이를 분명하게 확인하기 위해서는 추가 연구가 필요하다.

뇌졸중 외에 주요 우울장애에 대해서도 가짜 자극과 비교하는 임상시험이 여럿 수행되었으며, 어느 정도의 긍정적인 효과를 확인했다. 그 외 중독, 조현병, 강박장애, 불안장애와 같은 정신질환과 신경병성 통증, 섬유근통, 인지장애, 파킨슨병, 이명과 같은 신경계 질환에 대해서도 일부 환자를 대상으로 경두개직류전기자극술을 적용하고 있으며, 연구를 통해 긍정적인 효과가 확인된 경우도 있다.

경두개직류전기자극술의 가장 흔한 부작용은 피부의 불편감(따끔거림, 가려움)이며, 두통, 어지럼증도 발생한다. 일부 환자에서는 전극을 부착한 부위에 피부 화상이 생겼으며, 화상이 생긴 경우 흉터와 같은 피부 병변이 남았다. 일부 우울장애 환자에서 경조증 또는 조증으로 전환되는 사례가 보고되었으나 매우 드문 경우이며 질병의 경과로 발생한 것인지 자극술에 의한 것인지 불분명하다. 경두개직류전기자극술 또한 장기 부작용에 대해서는 알려진 바가 없다.

신경조절술에 대한 윤리적 검토

신경조절술에 대한 윤리적 검토에서 가장 중요한 고려사항은 신경조절술의 이익과 위험에 대한 평가다. 이익과 위험에 대한 평가는 의학적으로 중요할 뿐 아니라 윤리적으로도 매우 중요하다. 아무리 전도유망한 치료법이라고 하더라도 연구와 임상을 통한 평가에서 이익이 위험보다 커야 하며, 그 위험의 절대적 수준 또한 환자와 의료계가 수용할 수 있어야 한다.

앞에서 살펴보았듯이 신경조절술은 특정 질환과 환자를 대상으로 분명한 이익을 주는 것으로 평가할 수 있다. 특히 기존의 약물치료에 효과가 없거나 약물치료를 견딜 수 없는 환자에게 확실한 이익을 주는 것으로 확인되었다. 신경조절술의 위험은 뇌심부자극술에서 확인되는 출혈이나 감염 또는 이로 인한 사망 가능성이나 반복적 경두개자기자극술의 경련 가능성을 제외하고는 거의 모든 신경조절술의 위험이 대부분 경미한 수준이며, 피부반응이나 두통 등을 제외하고는 매우 드문 것으로 확인되었다. 그러므로 현재까지 신경계 질환과 정신질환에 활용하고 있는 신경조절술의 이익 대비 위험은 예상되는 위험보다는 이익이 더 큰 것으로 평가할 수 있다. 그러나 이때 유의해야 할 점은 이런 평가가 신경조절술에 대한 일반적인 이익과 위험에 대한 평가가 아니며, 특정 질환에 대한 개별적인 신경조절술의 이익과 위험에 대한 평가라는 점이다. 이런 평가 또한 앞으로 나올 연구와 임상 적용의 결과에 따라 유동적일 수 있다.

또 이런 비교 평가가 원천적으로 비교할 수 없는 것을 비교하는 것일 수 있다는 점에 대해서도 유의해야 한다. 신경조절술의 이익으로 제시하는 것이 증상 완화나 삶의 질 개선과 같은 것이라면 위험은 피부반응과 같은 경미한 것에서부터 경련이나 사망과 같은 중대한 것까지를 가리킨다. 이처럼 직접적인 비교가 매우 어려운 다양한 대상을 비교해 그 우열을 평가한다는 것은 상당히 주관적이며 직관적인 작업일 수밖에 없다. 물론 인류의 공통된 삶의 배경과 경험을 갖고 있는 사람들이 공통으로 인정할 수 있는 부분이 있을 수 있겠지만 엄밀하게 어떤 것이 어떤 것보다 양적으로든 질적으로든 크거나 높다고 평가하는 것에는 한계가 있을 수밖에 없다. 그러므로 의학에서 이익과 위험에 대한 비교 평가는 환자와 의료인뿐 아니라 일반 대중의 상식적 판단을 모두 감안해 이루어진다는 점을 잊어서는 안 된다.

물론 신경조절술의 장기적 위험은 아직 확인되지 않았다. 구체적으로 신경조절술이 뇌의 주요 회로망에 장기적으로 미치는 영향이 무엇이며, 이런 영향으로 인해 어떤 구조적·기능적 변화가 유발되고, 이 변화로 인해 어떤 장기적 부작용이 발생할 수 있는지 아직 제대로 이해하지 못하고 있다. 뇌심부자극술로 인해 대두되고 있는 성격 변화나 충돌조절장애와 같은 부작용을 통해 신경조절술이 인간의 정체성에 변화를 유발할 수도 있다는 점은 매우 우려되는 부분이다. 이를 제대로 이해하고 대처하기 위해서는 신경조절술이 장기적으로 어떤 부작용을 유발할 수 있는지를 밝힐 수 있는 체계적인 연구가 반드시 수행되어야 한다. 이를 위해 장기적 부작용에 대해 연구자와 후원자 및 정부와 같은 규제기관의 이해의 제고가 아울러 요청된다.

또 신경조절술의 안전성과 윤리적 정당성을 침습성에 따라 구분하는 것은 적절하지 않다. 일반적으로 침습적 시술법은 효과는 크나 부작용이나 처치의 위험 또한 크기 때문에 윤리적으로 정당화하기 어렵다고 생각하는 반면, 비침습적 시술법은 효과도 크지 않으나 부작용이나 위험 또한 크지 않기 때문에 윤리적으로 정당화하는 것이 상대적으로 용이하다고 생각한다. 그러나 침습성은 신경조직에 미치는 영향에 대한 것이지 사용하는 기법의 차이에 대한 것이 아니라는 점을 분명히 함으로써 환자는 물론 연구 대상자 및 일반 대중에게 불필요한 오해를 주지 않도록 해야 한다. 대표적인 비침습 신경조절술인 경두개직류전기자극술은 약한 강도의 전기를 사용하는 경우지만 두 전극 사이에 전류 회로가 형성되고 이 전류 회로를 통해 활성화하고자 하는 조직 외 주변 조직이 모두 전기 자극을 어느 정도 받게 되므로 비침습적이라고 부르는 데 문제가 있다. 머리뼈를 절개하는지 또는 뇌실질에 전극을 삽입하는지 여부와는 별개로 모든 종류의 신경조절술은 위험을 초래할 수 있으므로 경험적 연구 결과에 근거해 신경조절술의 위험 수준을 평가해야 하며 윤리적 평가 또한 이루어져야 한다.

다음으로 중요하게 검토해야 할 고려사항은 신경조절술을 선택하는 환자의 자기결정권과 자율성을 충분히 존중하고 보호하기 위해 어떤 조치와 정책이 필요한가다. 환자의 자율성을 존중하고 보호하는 것은 현재 의료계가 수용하는 가장 중요한 윤리적 규범 중 하나다. 환자 개인의 의사에 반하는 의학적 조치를 수행하는 것은 몇몇 특별한 경우를 제외하고는 정당화하기 어렵다. 환자의 결정권을 충분히 존중하고 보호하기 위한 조치로서 여러 가지가 있겠지만 무엇보다 의료인의 적절한 설명이 우선하여 제공되어야 한다. 의료법과 의사윤리강령 및 지침은 모두 환자의 질병 상태, 예후, 치료의 필요성, 의료행위의 내용, 효과, 위험 및 후유증 등에 대해 환자와 보호자에게 자세히 설명할 것을 요구한다.[24] 환자의 상태와 진단 및 예후, 환자가 받게 될 치료의 성격과 이익 및 위험에 대해 적절하고 충분한 설명을 제공하지 않는 것은 환자의 자기결정권을 침해하는 것일 뿐 아니라 이런 정보 없이 자신과 관련된 중요한 문제에 대해 제대로 된 결정을 내릴 수 없다는 차원에서 결국 환자에게 피해를 주는 것이다. 즉 환자에게 해악을 끼치지 않기 위해서라도 적절하고 충분한 설명은 반드시 필요하다.

그러나 현재 실상을 제대로 알지 못하는 장기적인 위험과 후유증에 대해서는 환자에게 적절하게 설명하기 어렵다. 그렇다고 이에 대해 제대로 정보를 제공하지 않는 것은 환자의 자기결정권 측면에서 상당히 문제가 된다. 그렇다면 이런 상황에서 어떻게 하는 것이 적절할까? 한 가지 방식으로 신경조절술에 장

---

24 의료인이 환자나 보호자에게 설명해야 할 내용은 의료법 제24조2 '의료행위에 관한 설명' 조항과 대한의사협회의 의사윤리지침 제15조 '환자의 알 권리와 의사의 설명 의무' 조항에 상세히 제시되어 있다.

기적 위험이 있을 수 있다는 사실과 그 장기적 위험이 구체적으로 무엇인지 아직 잘 알지 못한다는 사실을 함께 설명한 후 환자가 결정하게 하는 것이다. 이런 방식은 환자의 자율성 존중 측면에서는 바람직하다고 볼 수 있다. 그러나 의료인 자신도 예측할 수 없는 그래서 예방할 수 없는 위험을 환자에게 노출시키는 것이 설혹 환자의 결정에 의한 것이라 하더라도 적절한지에 대해 의문을 제기하지 않을 수 없다. 전문가의 역할 중 하나는 일반인은 예상할 수 없는 위험을 경고하고 이런 위험으로부터 이들을 보호하는 것이다. 당사자가 동의하더라도 윤리나 사회상규 차원에서 허용할 수 없는 것은 상당히 많다. 그러므로 어떤 치료법이 환자에게 도움이 될 것으로 판단하여 추천하는 경우라면 그 치료법이 초래할 수 있는 장기적 위험을 최대한 예측하여 환자에게 알려주어야 할 것이며, 이 또한 전문가의 역할 중 하나라고 할 수 있다. 장기적 위험을 예측할 수 있는 실험실 연구, 동물연구, 임상연구, 병태생리학적 이론 등을 모두 동원해 해당 위험을 최대한 구체적으로 예측하여 설명하고, 이 예측이 틀릴 수도 있다는 점을 함께 알리는 것이 적절할 것이다. 물론 예측 자체가 아예 어려운 경우도 있다. 그러나 전문가로서 가능한 최대한 정확하게 예측하여 이를 환자에게 제공하고 이를 바탕으로 환자가 결정을 내리는 것이 현재로서는 환자의 자기결정권을 존중하는 최선의 조치일 것이다. 그리고 치료가 진행되는 과정에서 추가로 확인되는 정보가 있다면 신속하게 환자에게 알림으로써 환자가 치료를 지속할지 여부를 결정하는

데 도움을 주어야 한다.

이에 더해 환자의 자율성을 존중하는 최선의 정책은 무엇일까? 앞에서 언급한 것처럼 의료인 개인에게 신경조절술의 장기적 위험이나 개인 정체성에 영향을 미치는 심각한 부작용에 대한 평가와 정보 제공을 전적으로 맡기는 것이 적절할까? 과학적·윤리적 문제를 함께 다룰 수 있는 위원회를 결성하여 이런 역할을 맡기는 방안을 생각해볼 수 있다. 예를 들어 각 분야의 전문가들이 신경조절술의 장기적 위험을 세부적으로 평가한 후 종합된 형태의 설명을 제공한다면, 그리고 위원회에서 안전성 관련 정보를 지속적으로 추적하고 취합해 환자에게 제공한다면 개인이 부담하기에 버거운 업무를 효과적으로 수행할 수 있을 것이다. 그런데 이런 위원회를 어디에 어떤 형태로 설치할지에 대한 현실적 문제가 대두된다. 그러므로 현재와 같이 의료인 개인에게 환자에 대한 설명 의무를 지우더라도 관련 학회와 같은 전문단체가 신경조절술의 효과성과 안전성에 대해 지속적으로 관찰하고 평가해 전문적인 의견을 제시한다면 환자의 자율성 존중에 기여할 뿐 아니라 환자에게 피해를 줄 수 있는 상황을 미리 예방할 수 있다.

신경조절술을 받고자 하는 환자의 상당수가 현재의 치료에 반응을 보이지 않거나 부작용으로 인해 치료를 받을 수 없는 절망적인 환자들이며, 이로 인해 신경조절술에 큰 희망을 걸고 있다는 점에도 주목해야 한다. 이런 상태에서는 해당 치료법의 이익은 과대평가하고 위험은 과소평가하거나 무시할 가능성이 분명히 있다. 치료를 받지 않아서 생기는 피해가 치료를 받아서 생기는 피해보다 더 크다고 생각하는 작위 편향이 이런 경향을 심화시킬 수 있다. 그러므로 이런 상황에 있는 환자에게는 해당 치료법의 이익과 위험에 대해 균형 잡힌 시각에서 더 상세하게 설명해야 하며, 질문을 통해 환자가 이를 제대로 이해했는지 확인해야 한다. 물론 환자에게 치료의 부작용을 과장해서도 안 된다. 신경조절술 대상 환자의 대부분이 신경계 질환이나 정신질환을 앓고 있으므로 인지장애를 동반할 가능성이 있다. 그러므로 이들에게 적절한 의사결정능력이 있는지도 면밀하게 평가해야 한다. 인지장애가 있다고 해서 무조건 의사결정능력에 문제가 있다고 간주해서는 안 되며, 적절한 의사결정능력이 있는지에 대해서는 환자와의 면담을 통해 개별적으로 평가해야 한다. 의사결정능력이 저하되었다고 판단된다면 의사결정능력을 향상시킬 수 있는 의학적 조치를 모두 취한 후 다시 의사결정능력을 평가해야 한다. 그리고 환자의 의사결정에 도움을 줄 수 있는 도표나 그림과 같은 장치를 활용하는 것도 고려해야 한다.

신경조절술에서 고려해야 할 또 다른 중요한 문제는 개인 정체성에 대한 영향이다. 신경조절술이 정서와 기억의 변화를 초래해 개인 정체성에 대한 주관적 인식에 변화를 유발했다는 보고가 있으며, 충동 조절의 장애로 인해 본인뿐 아니라 가족들까지 환자의 인격에 변화가 생겼다고 보고한 경우도 있다.[25] 그러

---

25 Frederic Gilbert·Eliza Goddard·John Noel M. Viaña et al., "I miss being me:

나 실제로 이런 보고는 흔하지 않기 때문에 개인 정체성에 대한 영향이라는 문제 자체가 과대평가되었다는 주장이 있다. 또 개인 정체성에 영향을 미칠 수 있는 치료법에 대해서는 추가적 검토와 안전장치가 필요하다는 주장도 있다. 그러므로 관련 사례를 자세히 검토해 개인 정체성에 미치는 영향이 구체적으로 무엇이며, 어떤 상태의 환자에게 어떤 양상으로 나타나는지 등을 분석하여 미래의 상황에 대비해야 한다. 아울러 신경조절술이 개인 정체성에 미치는 단기적·장기적 영향을 구체적으로 규명할 수 있는 경험적 연구 또한 수행해야 한다.

현재 대부분의 신경조절술은 의료보험 대상이 아니다. 따라서 신경조절술 치료를 받으려면 상당한 비용을 자비로 부담해야 한다. 만약 경제적 이유로 필요한 치료를 받을 수 없다면 이는 환자와 가족에게 너무나 고통스러운 일일 것이다. 의학적 이유와 같은 정당한 이유가 아닌 다른 이유로 필요한 치료를 받을 수 없는 것은 엄연히 환자의 치료받을 권리를 침해하는 것이며, 사회정의 차원에서 볼 때 부정의한 것이다. 그러므로 신경조절술 사용에 있어 정의의 문제 또한 반드시 주목해야 하는 부분이다.

또 신경조절술은 인지기능과 같은 뇌 기능의 증강이나 향상 목적으로 사용될 수 있다. 치료를 위해 개발한 시술법을 정상 기능의 증강 목적으로 사용하는 것에 대해 상당한 논란이 있었

Phenomenological effects of deep brain stimulation", *AJOB Neuroscience*; 8(2) (2017), 96-109; Frederic Gilbert·J. N. M. Viaña·C. Ineichen, "Deflating the 'DBS causes personality changes' bubble", *Neuroethics* (2018), 1-17.

지만, 만약 효과가 크고, 부작용이 적으며, 쉽게 사용할 수 있는 신경과학기술이 상용화된다면 증강의 문제는 더욱 부각될 것이다. 그러므로 증강에 대한 윤리적 검토와 공적 논의를 사전에 진행하는 것이 바람직하며, 관련 지침이나 절차를 마련해둘 필요가 있다.

나가는 글

지금까지 의료에 도입된 대표적인 신경과학기술인 신경조절술을 그 현황과 적용 대상, 의학적 이익과 위험, 그리고 윤리적 쟁점을 중심으로 살펴보았다. 신경과학의 발전이 여전히 초기 단계인 점을 감안할 때 치료가 매우 어렵다고 여겨졌던 일부 신경계 질환과 정신질환을 대상으로 신경조절술이 상당히 효과적이라는 점은 매우 고무적이다. 앞으로의 신경과학 발전에 더욱 기대를 걸게 되는 이유다.

그러나 이런 기대와는 별개로 신경조절술이 많은 윤리적 문제와 쟁점을 유발한다는 점에 대해서도 유념해야 한다. 특히 이런 윤리적 문제가 그동안 의료에서 경험한 기존의 문제와는 그 성격이 상당히 다르다는 점에 대해서도 주목해야 한다. 그러므로 신경과학의 발전을 기대하면서도 이런 발전이 초래할 수 있는 의학적·윤리적 문제에 대해 적절하게 검토하고 대응해나가야 한다.

금지와 허용 사이에서

뇌자극기술의 법적 측면

최민영

고려대학교 법학과에서 학사·석사학위를 받고, 독일 뷔르츠부르크 대학교 법학과에서 박사학위를 받았다. 영국 킹스컬리지 런던 법학과 TELOS센터 객원연구원과 성균관대학교 글로컬과학기술법전문가양성사업단 박사후연구원을 거쳐 현재 한국형사법무정책연구원 연구위원으로 재직 중이다. 형법과 형사소송법을 강의하며, 바이오형법 및 과학기술정책과 법 등을 연구한다.

생명과학기술과 규제의 세 가지 입장

생명과학기술을 둘러싼 여러 윤리적 입장을 크게 다음과 같이 세 가지로 구분할 수 있다. 물론 현실에서 경쟁하고 충돌하는 다양한 윤리적 입장을 단순히 세 가지로 도식화하기는 어렵다. 실제 개별 쟁점에서는 각 입장이 중첩되거나 엇갈리면서 복합적 양상을 보일 수 있기 때문이다. 그러나 아래의 세 가지 입장은 일관된 논리를 따르는 하나의 이념형으로서 각 입장에 따라 생명과학기술을 어디까지 허용할 것인지에 대해 각기 다른 기준과 결론을 도출한다.[1]

---

[1] 유사한 분석 틀로는 Roger Brownsword, *Rights, Regulation, and the Technological Revolution* (Oxford, 2008), 35 이하; 이상돈, 《생명공학과 법》(아카넷, 2003), 21 이하가 있다.

공리주의자: 허용

공리주의자는 유용성의 총합을 중요하게 생각해 유용성을 확대하고자 하며, 이와 대척되는 지점에 있는 비유용성을 감소시키고자 한다. 여기서 유용성은 개인의 만족과 선호, 편의성과 경제성 등을 말하며, 비유용성은 개인의 고통과 아픔, 좌절, 불편함, 비용과 자원의 소모 등을 말한다. 만약 생명과학기술을 이용해 개인의 질병을 치료하거나 기능을 개선하고 경제적 이익을 창출할 수 있다면, 공리주의자의 입장에서 해당 기술은 언제든 허용될 수 있는 좋은 것이다.

존엄론자: 금지

반면 존엄론자는 인간의 존엄을 논거로 인간의 신체에 해를 가하거나 인간의 생명에 여러 조작을 가하는 시도를 금지한다. 이때 공리주의자가 유용성의 틀 안에서 언급하는 여러 가지 이익은 고려의 대상이 되지 않는다. 왜냐하면 현실의 이익과 손해를 계산하는 방식 자체가 인간의 존엄에 반할 수 있기 때문이다. 또 생명과학기술을 이용하고자 하는 개인이 자율적으로 내린 결정도 때로는 인간의 존엄에 반할 수 있다고 본다. 절대적 가치를 부여받아야 하는 인간존엄 개념에 타협이란 있을 수 없기 때문이다.

인권론자 혹은 규범론자: 금지와 허용 사이에서

인권론자 혹은 규범론자로 대별되는 입장은 생명과학기술의 이용에 있어 전면적 금지도, 전면적 허용도 아니다. 인권론자는 개인의 인권과 사회적 규범을 중시하면서 사안에 따라 다른 기준과 결론을 제시한다. 이때 가장 중요한 것은 개인의 자율성과 고지받은 동의informed concent다.[2] 즉 동의능력을 지닌 개인이 여러 가지 정보를 제공받은 상태에서 자유롭게 생명과학기술의 이용을 결정했다면, 이것은 허용된다.

결국 인권론자는 유용성을 근거로 생명과학기술을 허용하는 공리주의자와 인간존엄을 근거로 생명과학기술을 금지하는 존엄론자 사이에서 긴장 관계를 유지하면서 자유롭게 고지받은 동의를 규명하는 데 있어 신중한 접근을 취한다.

신경과학기술의 이용 목적과 규제

지금 우리가 다루고 있는 신경과학기술도 위와 같은 윤리적 입장 간의 갈등 속에서 여러 가지 법적 규제를 받을 수 있다. 특히 신경과학기술을 어디까지 허용할 것인지와 관련한 윤리적 입장의 갈등은 이 기술의 사용 목적별로 다르게 전개되고 있다. 이

---

2   Roger Brownsword, 같은 책, 37 이하.

에 따라 법적 규제의 문제—이제 논의 초기이기는 하나—도 각각 다른 양상을 보일 수 있다. 신경과학기술의 이용 목적은 크게 네 가지로 구분할 수 있다.[3] 첫째, 신경과학기술을 통한 환자의 치료, 둘째, 일반인의 인식 능력 및 행동 능력의 향상, 셋째, 건강관리 및 예방, 넷째, 신경과학기술의 연구다. 이에 따라 적용되는 법적 규율 범위가 다를 수 있고 중복될 수도 있는데, 대체로 치료 목적의 이용에 대해서는 논란이 없는 편이고, 향상 목적의 이용에 대해서는 의견의 대립이 첨예하다. 게다가 과학기술의 발달로 인해 점점 더 치료와 향상 간의 경계가 모호해지고 있다. 그래서 치료와 향상을 준별할 수 있는 기준이 있는지, 만약 있다면 그 기준은 무엇인지에 대한 논란도 존재하기 때문에 관련 논의의 양상은 더 복잡하다.

치료 목적의 신경과학기술

치료를 위한 목적으로 신경과학기술을 이용하는 것에 대해서는 해당 기술의 안전성과 효과성이 어느 정도 입증되었다면, 어느 입장을 취하든 대체로 이에 동의한다. 예를 들어, 뇌자극 기술로서 대표적으로 알려진 뇌심부자극술Deep Brain Stimulation(이하 DBS)은 파킨슨병에 일반적으로 승인된 치료법이다. 이렇

---

3   신경과학기술의 이용 목적은 보통 치료·향상·연구 등으로 구분되는데, 치료나 향상의 영역에 속하지 않는 건강관리 목적의 제품 이용도 점차 증가하고 있다.

게 신경과학기술을 이용한 치료방법이 안정적으로 정착되면, 기존의 의료행위와 같은 법적 규제를 받는다. 즉 의료법의 규율을 받고, 의료과실이 발생하면 기존의 민형사상 책임의 법리로 책임 여부를 판별한다. 다만 신기술의 도입으로 인해 의료과실의 책임을 판정하는 법리가 다소 변경될 수 있다. 즉 의사의 설명의무 내용이 변경되거나 환자의 동의능력 판별 기준이 달라질 수 있고, 의사의 주의 의무 범위가 확대되거나 다른 책임 주체와 연동될 수 있다. 덧붙여서, 신경과학기술이 구현된 기기를 사용하기 때문에 의료기기법과 이와 관련한 하위 규정의 규제를 받게 된다.

향상 목적의 신경과학기술

향상을 목적으로 한 신경과학기술 이용에 대해서는 윤리적 입장의 차이가 첨예하다. 이를 허용할 것인지 반대로 이를 금지할 것인지가 논의되는데, 인간의 존엄 보호는 역설적이게도 양쪽 입장에서 동시에 내세우는 주요 논거다. 이에 반해 법적 측면에서 향상 목적의 신경과학기술 이용에 대해서는 아직 크게 논의가 이루어지고 있지는 않다. 다만 헌법상 어떤 기본권에 따라 이를 허용하고 금지할 수 있는지에 대한 논의는 이루어지고 있다. 인간의 존엄, 양심의 자유, 평등권 등은 허용과 금지를 주장하는 양측에서 동시에 내세울 수 있고, 사생활에 대한 권리, 개인정보자기결정권 등은 향상 목적의 이용에 대해 신중함을 취하고자 하는 측에서 주장할 수 있다. 더 나아가 향상 목적의 이용은 기존의 기본권으로 포섭할 수 없는 새로운 기본권, 즉 '인지적 자유권'cognitive liberty을 창설한다고 보고, 그 사용을 더욱 신중히 해야 한다는 주장도 있다.[4]

건강관리 목적의 신경과학기술

건강관리 목적으로 신경과학기술을 이용할 때가 있다. 이것은 일반 대중이 신경과학기술을 가장 쉽게 접할 수 있는 통로인데, 그 접근과 사용이 쉬운 만큼 우리 일상에서 법적 규율의 사각지대에 놓이는 경우가 생길 수 있다. 따라서 건강관리 목적의 이용에서는 허용 대 금지라는 규제의 틀이 아니라 어떤 법적 요건을 전제로 그 이용을 규율할 수 있는지를 논의해야 한다. 건강관리 목적은 치료에도 향상에도 속하지 않기 때문에 긍정적 효과만을 부각하면서 교묘히 논의의 대상에서 빗겨나갈 수 있다. 반면 이와 같은 활용이 우리의 뇌 기능에 어떤 영향을 미칠 수 있는지는 여전히 명확하지 않기 때문에 그 사용 요건과 한계를 법률로 규율할 필요가 있다.

---

4 이에 대한 소개로는 엄주희, "4차 산업혁명 시대의 과학기술 발전에 따른 공법적 과제: 신경과학 발전과 기본권 보호의 지형", 〈연세법학〉 제34호(2019)를 참조하라.

연구 목적의 신경과학기술

신경과학기술 연구 자체가 허용과 금지의 대립 속에 놓일 수 있다. 현재 여러 가지 임상연구를 규율하는 법률로는 생명윤리법, 약사법, 의료기기법, 첨단재생바이오법이 있다.[5] 그러나 생명윤리법을 제외한 나머지 법률들은 치료 혹은 건강관리 목적의 임상연구만을 규율 대상으로 하기 때문에 장차 향상과 관련된 임상연구가 진행된다면, 이를 둘러싸고 다양한 윤리적·법적 견해가 대립할 수 있다. 물론 인간과 인체유래물 대상 연구를 규율하는 생명윤리법이 향상과 관련된 임상연구까지 규율할 여지는 있다. 하지만 이를 두고도 다양한 법 해석이 가능하기 때문에 논란은 더 가중될 수 있다. 게다가 해당 법률들은 날로 발전하는 신경과학기술에 발맞춰 새로운 약물, 의료기기, 시술을 적절히 규율하는 데 여러 한계를 지닌다. 결국 신경과학기술 연구는 앞으로 연구 자체에 대한 윤리적·법적 입장의 전개가 복잡해질 가능성이 많다. 다른 한편에서는 윤리적·법적 논의가 어떠하든 개별 연구자에 의한 연구는 계속 진행될 것이다. 이에 따라 관련 법률과 하위 규정들을 새롭게 정비해나갈 필요성도 점점 커지고 있다.

---

5   이은영, "임상시험 관련 법제의 문제점과 개선방안", <동북아법연구> 제13권 제3호 (2020) 참조.

비침습적·침습적 뇌자극기술과 규제

이 글에서 중점으로 다루는 뇌자극기술은 신체에 대한 침습성 여부에 따라 비침습적 뇌자극기술과 침습적 뇌자극기술로 구분한다. 비침습적 뇌자극기술은 주로 치료와 건강관리 목적으로 활용되고, 침습적 뇌자극기술은 치료 목적으로 이용된다. 하지만 뇌자극기술이 발전함에 따라 앞으로 연구나 향상 목적의 이용에서 논란을 일으킬 소지가 크다. 현재의 뇌자극기술을 간략하게 살펴보고, 현 기술의 발전 정도에서 고려할 수 있는 규제의 문제를 개관하고 그 전망을 제시해보자.

뇌자극기술 소개

비침습적 뇌자극기술

비침습적 뇌자극기술은 두개골을 절개하거나 삽입하지 않고, 전류가 자기를 통해 뇌조직의 신경을 향상시키거나 억제시킴으로써 뇌신경을 조절하는 기술을 말한다. 이 기술은 침습적 기술에 비해 도달 범위가 제한되기 때문에 그 효과는 상대적으로 떨어진다. 그러나 수술을 필요로 하지 않아 더 안전하고 부작용이 적다.[6]

---

6   Alessandra Finisguerra et al., "Non-invasive Brain Stimulation for the Rehabilitation of Children and Adolescents With Neurodevelopmental Disorders: A Systematic Review", *Frontiers in Psychology* 10 (2019), 1 이하.

현재 대표적으로 이용되는 비침습적 뇌자극기술에는 경두개자기자극법Transcranial Magnetic Stimulation(이하 TMS)과 경두개전류자극법Transcranial Current Stimulation(이하 tCS)이 있다.[7] TMS는 전자기 유도를 통해 뇌에 전기장을 유도하는 자기장의 적용을 기반으로 한다. 이러한 자기장을 유도하기 위해 전류 펄스가 흐르는 코일을 감은 헬멧을 사람의 머리에 씌운다. 이렇게 유도된 전기장electric field은 뇌에서 활동 전위를 유발하고 신경 활동을 활성화하거나 억제시킨다. TMS의 효과는 자극의 위치에 따라 달라지는데, 주로 코일의 위치, 자극의 세기, 빈도와 펄스의 횟수에 따라 상이한 효과를 나타낸다.[8] tCS는 두피에 전극을 붙이고 저강도의 전류(1–2mA)를 뇌에 흘려보내 두개골을 통해 일시적으로 신경 활동을 변화시키는 기술을 말한다. 뇌에 전해지는 전류의 종류에 따라 경두개직류자극법Transcranial Direct Current Stimulation(이하 tDCS)과 경두개교류자극법Transcranial Altering Current Stimulation(이하 tACS)으로 구분된다. 전류가 tDCS를 통해 흐르면, 전류는 일정하게 지속적으로 약 10–20분 정도 유지되는 반면, tACS인 경우에는 특정 주파수로 교류하게 된다. 현재 tCS 기술 중 tDCS가 일반적으로 사용된다.[9]

---

7 Nick J. Davis·Martijn G. van Koningsbruggen, "Non-invasive" brain stimulation is not non-invasive, Frontiers in Systems Neuroscience 7 (2013); Alessandra Finisguerra et al., 같은 글.

8 伊良皆 啓治, "脳神経刺激(tDCS, TMS, DBS) の現状と展望", 〈計測と制御〉 제54권 제2호(2015), 83 이하.

9 Nick J. Davis and Martijn G. van Koningsbruggen, "'Non-invasive' brain

이러한 비침습적 뇌자극기술은 의사결정 능력, 학습과 기억, 지능과 창의성을 향상시키고, 감정조절과 정신학적 질병 치료에 효과가 있다고 알려져 있다. 초기에는 기술의 안전성 여부가 문제되었으나, 현재까지 큰 논란은 없는 것으로 보인다. 다만 이 기술의 장기간 사용 효과는 알려져 있지 않기 때문에 사용에 있어 신중을 기해야 한다.[10] 특히 tDCS는 도구가 저렴하고 휴대가 가능해 대중에게 시판용 기기 혹은 DIY 형태로 널리 판매되고 있다. 하지만 tDCS의 작동방식이나 안전성 기준에 대해 여전히 모호한 점들이 있어서 그 사용에 대한 우려를 불식시킬 수는 없다.[11]

침습적 뇌자극기술

침습적 뇌자극기술은 비침습 기술과 달리 뇌에 직접 침습을 가한다. 대표적인 침습적 뇌자극기술에는 DBS가 있다. DBS는 시상thalamus이나 시상하핵subthalamic nucleus 등 뇌의 심부에 심어둔 전극에 전기자극을 가해 그 부분의 활동을 조절하는 치료기술이다. DBS는 얇고 부드러운 전선lead을 뇌의 심부에 심어서

stimulation is not non-invasive", *Frontiers in Systems Neuroscience* 7 (2013).

10 伊良皆 啓治, 같은 책, 83 이하; F. Fregni et al., "Regulatory considerations for the clinical and research use of transcranial direct current stimulation (tDCS): Review and recommendations from an expert panel", *Clinical Research and Regulatory Affairs* 32(1) (2015).

11 Nick J. Davis, "The Regulation of Consumer tDCS: Engaging a Community of Creative Self-Experimenters", *Journal of Law & the Biosciences* 3(2) (2016), 304 이하.

신경을 직접 자극하고, 자극을 발생시키기 위해 자극발생장치를 흉부에 심는다.

DBS의 자극 범위는 다양하며, 자극의 on/off 변환과 자극 조건은 외부에서 조절할 수 있다. 또 외부의 자극장치 자체에 배터리가 내장되어 있어서 이를 보통 3년에서 5년 정도 사용할 수 있고, 배터리가 방전되면 수술로 자극발생장치를 교환하는 방법을 통해 장기간 사용할 수 있다. DBS는 외과수술을 통해 뇌신경을 파괴하는 치료를 대체하는 치료법이다. 즉 DBS는 비가역적으로 세포를 파괴하지 않고, 세포를 자극하여 신경 활동을 억제하거나 활성화하면서 환자를 치료한다. 만약 효과가 없으면, 자극 조건을 변경하거나 DBS를 중지할 수 있다는 점에서 파괴적 수술보다 심적 저항이 덜하다.[12]

지금까지 DBS는 파킨슨, 본태성 진전 등의 질환에서 유효한 효과를 보여 이들 질환에서는 일상적 치료법이 되었다. 또 강박장애나 뇌전증 등의 질환에서 유의미한 성과를 보여주었고, 최근에는 우울증과 같은 정신질환의 치료에서도 중요성이 커지고 있다. 하지만 DBS는 침습적 수술로서 심각한 위험을 동반할 수 있다. 뇌에 전극을 삽입할 때 뇌출혈, 감염, 마취 관련 합병증이 발생할 수 있고, DBS 시스템의 기능 이상이나 고장으로 인해 부품 교체가 필요할 수 있다. 이외에도 신경정신학적 부작용이

---

12 Nuffield Council on Bioethics, *Novel neurotechnologies: intervening in the brain* (2013), 23 이하.

있는데, 언어장애, 지각이상, 감각장애, 우울증과 조증, 불안증, 무감동증, 환각 등이 발생할 수 있다.[13] 이러한 신경심리학적 부작용은 이것이 단순하고 일시적인 감정 변화인지, 아니면 본질적인 인격 변화에 해당하는지와 관련하여 여러 논란을 불러올 수 있다.[14]

뇌자극기술이 구현된 뇌자극 기기와 법

의료기기의 정의와 등급 분류

침습적 기술이든 비침습적 기술이든 위와 같은 뇌자극기술은 의료기기나 일반제품의 형태로 구현되어 사용된다. 이러한 뇌자극 기기에 대한 법적 규제의 문제는 우선 해당 기기가 의료기기에 속하느냐 아니냐에 따라 다른 양상을 보인다. 우리의 의료기기법 제2조 제1항에 따르면, 의료기기는 "사람이나 동물에게 단독 또는 조합하여 사용되는 기구·기계·장치·재료·소프트웨어 또는 이와 유사한 제품"으로서 ①질병을 진단·치료·경감·처치 또는 예방할 목적으로 사용되는 제품, ②상해 또는 장애를 진단·치료·경감 또는 보정할 목적으로 사용되는 제품, ③구조 또는 기능을 검사·대체 또는 변형할 목적으로 사용되는

---

13 Darrin J. Lee et al., "Current and future directions of deep brain stimulation for neurological and psychiatric disorders", *Journal of Neurosurgery* 131 (2019), 333 이하; Nuffield Council on Bioethics, 같은 책, 23 이하.

14 太田紘史, "脳への機械介入による心理的変化について", 〈哲学·科学史論叢〉16, 東京大学教養学部哲学·科学史部会, 2014-01, 83 이하.

제품, ④임신을 조절할 목적으로 사용되는 제품을 말한다. 이때 제3호 규정인 "구조 또는 기능을 검사·대체 또는 변형할 목적으로 사용되는 제품"의 의미는 해석에 있어 여러 혼란을 초래할 수 있다. 신체의 구조나 기능을 대체하거나 변형한다는 법문언의 내용은 얼마든지 광범위하게 확대될 수 있기 때문이다.[15]

이와 같은 모호한 법 규정에도 불구하고 해당 기기가 위 규정에 따라 의료기기에 속하는 것으로 볼 수 있다면, 의료기기는 "사용 목적과 사용 시 인체에 미치는 잠재적 위해성 등의 차이에 따라" 의료기기의 등급이 분류되어 지정된다(동법 제3조 제1항). 의료기기법 시행 규칙에서는 잠재적 위해성이 거의 없는 1등급 의료기기, 잠재적 위해성이 낮은 2등급 의료기기, 중증도의 잠재적 위해성을 가진 3등급 의료기기, 고도의 위해성을 가진 4등급 의료기기 등 총 네 개의 등급으로 의료기기를 구분한다.[16]

의료기기와 개인용 제품의 판단 기준

이러한 의료기기의 등급 분류는 해당 기기가 의료기기임을 전제로 판단하는 것이다. 따라서 해당 뇌자극 기기가 의료기기법에 따라 의료기기에 속하는지부터 명확히 논의되어야 한다.

---

15 비슷한 취지로 Anna Wexler, "A pragmatic analysis of the regulation of consumer transcranial direct current stimulation (TDCS) devices in the United States", *Journal of Law and the Biosciences* (2015), 678 이하.

16 이때 잠재적 위해성은 ①인체와 접촉하고 있는 기간, ②침습의 정도, ③약품이나 에너지를 환자에게 전달하는지 여부, ④환자에게 생물학적 영향을 미치는지에 따라 결정된다(의료기기법 시행규칙 별표 1).

그런데 이미 언급한 것처럼, 법률 규정의 의미가 모호하기 때문에 이를 명확히 판단하는 것은 어렵다.

이와 같은 연유로 식품의약품안전처(이하 식약처)에서는 2015년 7월에 "의료기기와 개인용 건강관리[웰니스]제품 판단 기준"에 관한 지침을 제시했다. 이에 따르면, 의료기기와 개인용 건강관리제품은 사용 목적과 위해도에 따라 판단된다. 우선 사용 목적이 '의료용'인 경우에는 의료기기로 판단하고, '비의료용'인 경우에는 의료기기로 판단하지 않는다. 이때 사용 목적은 ① 제조자 등에 의해 제공된 규격specification, 설명서instruction, 정보 information 등에 표현된 제품의 사용방법 등에 관한 제조자의 객관적 의도와 ②표시·광고, 구두 또는 서면으로 주로 표현되며, 제품의 구조와 형태, 그에 표시된 사용 목적과 효과, 판매할 때의 선전 또는 설명 등을 종합적으로 고려해 판단한다.[17]

우리 판례도 의료기기 해당 여부는 해당 제품의 사용 목적을 중심으로 판단하며, 이때 사용 목적은 제조자의 의도뿐만 아니라 기구 등의 구조와 형태, 표시된 사용 목적과 효과, 판매할 때의 선전이나 설명 등을 종합해 고려하여 결정해야 한다고 판시한다.[18] 반면 식약처는 사용 목적에 덧붙여 부수적으로 (당해 제품의 사용 목적이 의료용인지 개인건강관리용인지 여부가 불분명하더라도) 당해 제품이 고위해도에 해당하면 의료기기로 판단하기

17　식약처, "의료기기와 개인용 건강관리[웰니스]제품 판단기준"에 관한 지침(2015), 7.
18　대법 2010.4.29. 2008도7688.

도 한다.[19]

TMS, tDCS의 규제 현황 및 전망

TMS와 tDCS 기기 활용에 대해서는 여전히 윤리적 논란이 있지만, 이들 기기의 활용도는 점차 증가하고 있는 것이 현실이다. 이와 같은 기기의 활용도에 비할 때,[20] 이를 직접 규율하는 명시적 법률규정은 아직 존재하지 않는다. 이러한 현황은 외국의 입법례에서도 크게 다르지 않다. 이로 인해 관련 사안을 현행 법률에 포섭시키기 위해 법 해석의 문제로 이 공백을 보충하거나, 좀 더 구체적인 판단 기준이 필요할 때는 법률 아래 하위규정과 지침을 새로 신설함으로써 이를 보완한다.

우리의 경우 TMS와 tDCS는 의료기기법에 따라 의료기기로 판정될 수 있다. 이때 의료기기로 판정되는 근거는 사용 목적과 위해도다. 특히 사용 목적은 제조자의 의도와 기타 여러 사정을 종합적으로 고려해 결정하는데, TMS는 대부분 의료 목적을 표방한다. 그리고 기기의 위해도에 따라 등급을 구분한다. 현재

---

19 이때 위해도는 ①생체적합성 문제를 야기하는지 여부, ②침습적인지 여부, ③사용 의도대로 작동되지 않을 경우 사용자에게 상해·질병이 발생하는지 여부, ④위급한 상황을 탐지하는지 여부, ⑤기기의 기능이나 특성을 통제·변경하는지 여부에 따라 판단한다(식약처, "의료기기와 개인용 건강관리[웰니스]제품 판단기준"에 관한 지침 [2015], 7 이하).

20 TMS는 주로 병원에서 치료 목적의 의료기기로 활용된다. 반면 tDCS는 이렇게 활용되기도 하지만, 여러 다양한 형태의 광고를 통해 개별 소비자가 일반제품으로 구매해 활용하는 경우가 더 많다.

TMS와 tDCS는 식약처 고시인 "의료기기 품목 및 품목별 등급에 관한 규정"에 따라 3등급 의료기기로 분류된다.[21] 그리고 TMS는 관련 가이드라인에 따라 미국 FDA 지침에 의해 안전성과 성능을 평가하도록 한다.[22] 반면 tDCS는 아직 이에 대한 구체적 지침이 존재하지 않는다. tDCS 기기가 일부 병원에서, 그리고 개별 소비자를 통해 가정에서 사용되고 있는 현실을 고려하면, 이와 같은 규제의 공백은 신속히 보완되어야 한다. 아무리 적은 전류라도 이 기기는 인간의 뇌 기능 변화에 어떤 방식으로든 영향을 줄 수 있기 때문이다.

이와 달리 TMS와 tDCS가 의료기기로 판정되지 않는다면, 어떤 법의 규제를 받게 될까? 특히 개별 소비자가 쉽게 구매할 수 있는 tDCS 기기는 의료 목적을 표방하지도 않았고 위해도 역시 높지 않은 것으로 간주되기 때문에 의료기기가 아닌 것으로 결정될 수 있다.[23] 이렇게 되면 해당 기기는 의료기기법이 아니라 다른 법률의 규제를 받게 된다. 즉 제품의 안전성 및 광고와 관련해 제조물책임법과 소비자기본법 등의 규율 아래

---

21 동 규정에 따라 이들 기기는 심리요법용뇌용전기자극장치로서 3등급 의료기기로 판정된다. 여기서 심리요법용뇌용전기자극장치는 "환자 뇌의 특정 영역(대뇌, 소뇌 등)을 자극하여 정신질환(조울병, 불안, 불면 등)에 사용하는 기구"를 말한다.

22 TMS 관련 가이드라인은 2015년 12월 식품의약품안전평가원이 제시한 "심리요법용뇌용 전기자극장치 평가 가이드라인"을 말한다. TMS 기기의 국내 허가를 위해 이 가이드라인은 미국 FDA 지침서(Class II Special Controls Guidance Document: Repetitive Transcranial Magnetic Stimulation [rTMS] Systems)의 기준에 따라 안전성과 성능을 평가한다.

23 실제로 미국 FDA는 현재까지 tDCS를 의료기기로 명시적으로 승인하지 않았다.

놓인다. 그렇다고 하더라도 해당 기기는 건강 관리나 증진의 목적으로 사용되기 때문에 식약처의 하위 규정이나 지침의 규율을 받게 될 것이다.

이렇게 비침습적 뇌자극 기기를 의료기기가 아닌 일반제품으로 보더라도 다른 법률과 제도를 통해 제품의 안전성과 효과를 규제할 수 있다. 그러나 이들 기술과 기기가 인간의 뇌에 영향을 미친다는 특수한 속성을 고려할 때, 의료기기에 해당하는지 여부와 무관하게 이를 독자적으로 규율할 필요성이 점점 커지고 있다.[24]

게다가 이들 기기가 어떠한 폐해 없이 긍정적 효과를 줄 것이라는 막연한 기대로 대중의 이해를 왜곡시킬 수 있는 잠재력을 가졌다는 점도 유념해야 한다.[25] 이를 고려하면, 비침습적 뇌자극 기기에 대한 윤리적·법적 쟁점 논의가 전문가와 일반 대중, 그리고 이들 사이에서 좀 더 활성되어야 한다. 덧붙여서 뇌자극기술의 안전성과 효능이 여전히 연구 중에 있다는 점을 감안해 연구윤리의 지속적 점검, 뇌자극 기기의 사후 추적과 감시, 부작용 보고와 관련 정보의 공개와 같은 쟁점도 앞으로 더 논의될 필요가 있다.

---

24 영국의 너필드생명윤리위원회도 이전에 이러한 점을 권고했다(Nuffield Council on Bioethics, *Novel neurotechnologies: intervening in the brain* [2013], 229). 이후 새로 제정된 EU의 의료기기규칙Medical Device Regulation, MDR도 이 점을 반영해 비침습적 뇌자극 기기는 의료용을 표방하는 것과 무관하게 일괄적으로 의료기기로 규율할 것을 명시했다(MDR 제1조 제2호).

25 Nuffield Council on Bioethics, 같은 책, 232.

DBS의 규제 현황 및 전망

치료 목적의 DBS

현재 DBS는 식약처 고시인 "의료기기 품목 및 품목별 등급에 관한 규정"에 따라 4등급 의료기기로 분류되며 몇몇 질환에서 이미 안정된 치료법으로 사용되고 있다.[26] 만약 치료 도중 의료과실이 발생하면, 기존의 민·형사상 책임에 따라 이를 해결한다. 다만 의사의 설명의무와 환자의 동의, 의사의 주의의무와 관련해 세심한 신중함이 요구된다.

첫째, DBS 수술 후 아무 효과가 없거나 심각한 합병증이나 심리적 변화가 보고된 적이 있었다는 점, 수술 이후 환자 개인의 삶에 미치는 장기적 효과에 대해 알려진 바가 없고, 경우에 따라 환자의 성격이나 개인적 특성이 바뀔 수 있다는 점을 고려할 때, 설명의무는 매우 중요한 의의를 지닌다. 문외한인 환자에게도 피상적 이해를 넘어선 어느 정도 상세한 의학적 이해가 필요하다. 또 DBS 이외에 대안적 치료법으로서 약물적 치료가 어느 정도로 가능한지 알려줘야 하고, 이를 토대로 환자가 여러 치료법을 고려해 비교할 수 있도록 해야 한다.[27] 특히 환자의 성

---

26 동 규정에 따라 이 기기는 진동용뇌전기자극장치로서 4등급 의료기기로 판정된다. 여기서 진동용뇌전기자극장치는 "신체의 떨림 등을 조절하기 위해 뇌심부의 특정 영역(시상 등)을 전기 자극하는 기구"로서 "여러 종류의 떨림(본태성 및 파킨슨병 등) 및 파킨슨 증상의 조절에 사용"하는 것을 말한다.

27 Jens Prütting, *Rechtliche Aspekte der Tiefen Hirnstimulation* (Springer, 2014), 53 이하.

격이 변할 수 있고 사후 처치가 중요하다는 점에서 설명 과정에서 환자와 가까운 관계에 있는 사람이 설명의 대상자에 포함될 수 있다.[28] 이 경우에는 환자의 안전 및 치료의 최적화를 위해 가족을 포함시키는 문제, 환자의 자율성 존중, 신뢰 기반의 의료관계 유지 간에 세심한 균형점을 찾아야 한다. 더 나아가 DBS 이용은 의료적 효과와 사회심리적 효과가 밀접하게 연관되어 있는 만큼 설명의무 이외에 별도의 비의료적 상담, 즉 사회심리적 상담이 요구될 수 있다. 결론적으로 설명의무 역시 치료행위처럼 객관적으로 조직화되어야 한다. 또 수술 이후 기기의 사용과 관리에 대한 설명을 고려해야 한다. 이는 기기의 남용을 피하고 잠재적 부작용을 줄이기 위함이다.[29]

둘째, 동의능력과 관련하여 심각한 신경정신과적 질환을 앓고 있는 환자, 수년간 다른 치료법이 실패해 DBS를 절실하게 필요로 하는 환자, 미성년자, 수술 도중에 환자가 동의를 철회하는 경우, 수술 이후 인지적·정서적 기능이 변하여 동의능력이 감소된 경우 등을 특별히 고려할 필요가 있다.[30]

---

28 이때 환자의 자율성 보호를 위해 환자의 동의를 전제로 설명의 대상자를 확대하는 방안을 생각할 수 있다.

29 Deutsche Forschungsgemeinschaft, *Tiefe Hirnstimulation* (Stand der Wissenschaft und Perspektiven, 2015), 64 이하; Björn Schmitz-Luhn·Christian Katzenmeier·Christiane Woopen, "Law and ethics of deep brain stimulation", *International Journal of Law and Psychiatry* 35 (2012), 133 이하; Sonia Desmoulin-Canselier, "Ethical and Legal Issues in Deep Brain Stimulation: An Overview", in: Antonio D'Aloia·Maria Chiara Errigo (eds.), *Neuroscience and Law* (Springer, 2020), 327 이하.

30 Björn Schmitz-Luhn·Christian Katzenmeier·Christiane Woopen, 같은 글,

셋째, DBS는 몇몇 질환에서 일반 치료법으로 승인을 얻었음에도 불구하고 여전히 불명확한 점들이 존재한다. DBS가 환자에게 미치는 영향이 명확하게 알려지지 않았고, 가장 적합한 수술 부위 결정에 대해서도 알려진 것이 거의 없기 때문에 위험-이익 평가를 위한 포괄적 데이터 수집이 필요하다. 이를 기초로 DBS가 해당 적응증에 필요한 것인지, 개별 환자의 표적을 어디로 설정해야 하는지, 그리고 치료 후 처치는 어떠해야 하는지에 대한 특별한 주의의무가 필요하다.[31]

넷째, DBS는 의료팀 간에 수많은 조정과 서류화 작업이 요구되는 복잡한 치료법이다. 의료 실무에서는 다학제적 팀이 꾸려지고, 환자의 수요를 충족시키기 위해 다학제적 시술을 시행하고 있다. 여기에는 신경과학자, 신경외과의, 정신과의, 심리학자, 사회복지사[32] 등이 포함되어 있으며, 아동의 신경조절을 위해서도 다학제적 임상팀 구조가 장려된다. 다른 의료수술과 달리 DBS 수술은 의사들 간의 조율을 목적으로 한 기구를 설립하는 것이 필요하고, 이를 법적으로 규율할 필요성도 있다. DBS는 상당히 위험하므로 환자 보호 측면에서도 이런 규율이 필요하다.[33]

다른 한편 DBS는 이식 가능한 의료기기를 활용하기 때문에

---

135 이하.

31 위의 글, 130 이하.

32 사회복지사는 DBS의 보험 및 재정 문제를 도와줄 수 있다.

33 Sonia Desmoulin-Canselier, 같은 글, 326 이하.

의료기기법의 규율을 따른다. 만약 의료기기로서 DBS의 안전성과 효과성이 문제된다면, 책임의 주체는 제조업자나 판매업자, 의료기관, 이 기기의 사용을 허가한 국가까지 확대될 수 있다.[34] 이외에도 기기와 관련해 DBS 이후 뇌에 삽입된 기기에 대한 통제권을 누가 행사할 것인지 문제가 될 수 있다. 이 경우 환자의 자기결정권과 의사의 처치 후 의무가 충돌할 수 있다. 만약 환자가 의사의 처치 후 처방에 따른 조정을 거부해 이를 외부에서 강제로 조정하는 경우, 강제적 조정의 윤리적·법적 근거도 문제가 될 수 있다.[35] 이런 문제에 맞서서 기술의 발달을 전제로, 폐쇄형 시스템 개발을 통한 기기의 혁신을 생각해볼 수 있다. 폐쇄형 시스템은 환자의 뇌 기능에 대한 정보가 원격 프로세서에 온라인으로 전송되고, 필요에 따라 실시간으로 자극을 조정하는 알고리즘이 생성되어 적용될 수 있는 시스템이다. 이런 기술 혁신이 가능해지면, 개인의 건강정보를 수집·처리·관리하는 시스템에 대한 접근과 보안 문제가 더욱 중요해지고, 건강보험의 보장범위를 규율하는 사회보장법과 정보에 기반해 차별적 치료를 금지하는 규율의 필요성에 대한 문제가 제기될 것이다.[36]

---

34 유사한 법리로는, 최민영·김천수, 《자동화기계를 이용한 의료수술의 형법적 쟁점 연구》(한국형사정책연구원, 2017), 51 이하.

35 Björn Schmitz-Luhn·Christian Katzenmeier·Christiane Woopen, 같은 글, 136 이하.

36 Sonia Desmoulin-Canselier, 같은 글, 331 이하.

연구 목적의 DBS

임상연구 목적의 DBS 이용에서도 치료 목적의 DBS처럼 의사의 설명의무와 환자의 동의, 주의의무의 내용에서 DBS의 특수성을 고려해야 한다. 그리고 의료기기 관련 쟁점도 동일하게 고려된다. 이외에는 다른 임상연구와 같이 일반적 임상연구의 지침을 준수해야 하고, 환자와 유효한 임상시험 계약을 체결해야 한다. 이와 관련해 DBS 연구는 임상적으로 타당해야 하고, 치료기록이라는 과학적 기준을 충족시켜야 하며, 위험-이익 평가를 거쳐야 한다. 또 환자의 사전 동의는 필수며, 윤리위원회 검토를 거쳐 전문인에 의해 실시되어야 한다.

임상연구에서 DBS 이용은 특정 질병 치료에 있어 표준 치료법이 아니지만, 다른 치료법이 없는 경우 개별적으로 치료를 시도하면서 이루어지는 경우가 존재한다. 이 경우는 임상연구의 외양을 가지나 실질적으로는 치료에 가까워 임상연구를 위한 합법성과 치료를 위한 합법성 양자를 요할 수 있다. 특히 의사는 다른 치료방법이 없어서 절박한 상황에 있는 환자의 처지를 이해하면서 매우 신중하게 치료를 결정해야 하고, 환자에게 충분히 구체적으로 정보를 전달해야 하며, 치료와 기록에 있어 전문인에 의한 주의의무를 따라야 한다.[37]

---

37 Björn Schmitz-Luhn·Christian Katzenmeier·Christiane Woopen, 같은 글, 132;
    Sonia Desmoulin-Canselier, 같은 글, 321 이하.

향상 목적의 DBS

지금까지 향상 목적의 DBS 이용은 불분명하나 장차 향상 목적의 이용이 법적으로 허용될 수 있는지 논란이 될 수 있다. 현재는 치료 목적의 DBS 이용이 대부분이지만 장차 기억력 향상이나 기분전환을 위해 이 기술이 사용될 수 있기 때문이다. 그뿐만 아니라 현재 치료 목적의 DBS를 받은 환자가 기분 향상을 위해 자극 파라미터의 조정을 원하는 경우 향상 문제가 발생할 수 있다. 향상에 있어서는 윤리적 정당성과 의료적 적응증이 문제가 될 수 있고, 법적 요건과 관련해서는 어떤 형태의 인간능력 개선이 어떠한 경우 어떤 조건 아래 이용될 수 있는지, 그리고 이때 비용은 누가 부담할지 등이 문제가 될 수 있다.[38]

---

38 Björn Schmitz-Luhn·Christian Katzenmeier·Christiane Woopen, 같은 글, 132 이하. 향상 목적의 DBS 이용에서는 향상의 방법을 다음과 같이 세 가지로 분류해 논의하는 견해도 있다. 의사가 향상 목적으로 수술하는 경우, 치료 및 향상 목적이 혼재된 경우(치료 목적으로 이식된 자극심을 이후 향상 목적으로 사용하는 경우), 환자가 수술 이후 자극심 조정을 통해 독자적으로 향상을 시도하는 경우. 이 견해에 따르면, 첫 번째 경우는 향상을 위한 특수한 적응증을 논의하고, 고지받은 동의의 문제를 구체화해 허용하고, 두 번째 경우는 허용될 수 없으며, 세 번째 경우는 미성년자나 제삼자에게 해를 끼치는 경우 등을 제외하고는 제한을 둘 필요가 없다. 이에 대해서는 Jens Prütting, *Rechtliche Aspekte der Tiefen Hirnstimulation* (Springer, 2014), 179 이하를 보라.

2부

신경과학기술에 대한
신경윤리적 시선

신경과학에 왜 윤리가 필요할까?

윤리적 고려사항

추정완

서울대학교에서 서양윤리학(메타윤리)으로 박사학위를 받았다. 이화여대 생명의료법연구소 박사후연구원, 국가생명윤리정책원 팀장, 목포대학교 교수를 거쳐 춘천교육대학교 윤리교육과 교수로 재직 중이다. 현재 한국윤리학회(이사), 한국도덕윤리과교육학회(이사), 한국생명윤리학회(감사)로 활동 중이며, 응용윤리학과 현대 윤리학에 관심을 두고 연구하고 있다.

윤리적 접근의 필요성

'나는 생각한다, 고로 존재한다'는 데카르트의 유명한 문장이
다. 이것은 주로 '세상에 불확실한 것들이 너무도 많지만, 지금
자신이 의심하고 있다는 사실만큼은 확신할 수 있다'는 뜻으로
해석된다. 그러나 자신이 생각하고 있다는 사실에 대해서는 확
신할 수 있지만, 우리는 내 생각이 뭔지 도통 혼란스러울 때도
많고, 정작 내 생각을 있는 그대로 타인에게 전할 때도 어려움
을 겪는다. 자신의 감정 상태나 생각에 대해서도 이러한데, 내
앞에 있는 타인이 어떤 생각을 하고 있는지 정확히 알기란 매우
어렵다. 또 우리의 생각을 적절하게 드러내는 말이나 행동이 더
러 있다고 해도, 우리는 그것을 자신의 생각에 대한 정확한 표
현이라고 만족스러워하거나 대화 상대의 생각 그 자체일 것이
라고 생각하지는 않는 것 같다.

인간의 신체 일부로서 뇌는 다양한 역할을 한다. 그중에서도 뇌는 인간의 정서, 기억, 인지, 사고, 신체 활동을 위한 신호 전달 등과 같은 것들에 관여한다. 신경과학은 이러한 뇌 기관의 활동, 즉 뇌 기능 등에 대한 생리학적 연구 성과를 토대로 뇌 활동의 내용을 종합적으로 연구하는 분야다. 오늘날 이러한 신경과학 분야는 뇌 활동을 관찰해 뇌 활동의 작동방식을 이해하고, 그 결과물을 해독하고, 장차 뇌 활동의 결과에 개입하려는 시도를 하고 있다. 과연 미래의 어느 날 나도 모르는 내가 제삼자에 의해 객관적으로 해석되고, 타인의 생각이 구구절절한 설명 없이도 제대로 잘 전달되는 날이 올까? 이런 상상을 불러일으키는 분야가 바로 신경과학과 신경기술의 영역이다.

최근 신경과학 및 신경기술 분야의 연구 성과들은 신경세포의 정보 전달 과정과 뇌 구조에 대한 이해, 그리고 인간의 뇌와 관련한 다양한 질병 치료의 가능성 등으로 인해 많은 주목을 받고 있다. 국내에서도 파킨슨병으로 인한 행동장애를 극복하기 위한 노력은 일부 성과를 보이고 있다. 이것은 생명의료의 영역에서 뇌에 대한 이해가 지닌 긍정적 가치를 보여주는 사례라고 할 수 있다.

그러나 다른 한편으로 신경과학 분야는 인간의 정신 활동을 관장하는 뇌의 구조와 기능에 대한 연구를 통해 직접 또는 간접적으로 인간의 신체뿐만 아니라 정신 활동에 영향을 미칠 수 있다는 점에서 윤리적인 우려의 대상이 되고 있다. 그 이유는 신경과학기술이 기존에 독립적 영역으로 여겨졌던 물질과 정신의 간극을 좁히려고 시도하고 있기 때문이다. 즉 신체기관으로서 뇌라고 하는 물질 활동을 정서·사고·판단 등 정신 활동의 물화된 원천으로 가정할 경우 불러올 환원주의적 해석의 위험성을 안고 있기 때문이다. 가령 최근 시도되고 있는 인지향상약물은 인간의 정신 활동의 일부에 대해 강한 활동성을 의도해 인위적으로 개입하고 있으며, 뇌-기계 인터페이스, 뇌-뇌 인터페이스와 같은 기술적 시도들은 인간의 인지 및 정서 활동에 대한 복호화를 통해 인간의 정신 상태를 관찰하고 평가하는 등 제삼자의 간섭 가능성을 키우고 있다.

물론 이러한 우려는 신경과학기술에 대한 무지의 결과거나 아니면 어떤 해법이 있는 일인지도 모른다. 하지만 오늘날 급속도로 발전하고 있는 신경과학 분야에 대한 이해가 적을수록 윤리적 상상력을 발휘해 장차 발생할 만한 윤리적 과제를 발굴하는 것이 신경과학기술의 발전을 해치는 일은 아니다. 왜냐하면 신경과학기술의 유용한 활용에는 윤리성이 담보되어야 하기 때문이다. 신경과학기술의 영역에서 발생할 만한 다양한 윤리 문제를 사전에 검토하지 않는다면, 향후 제기되는 윤리 문제에 대처할 윤리적 방법이 없어 허둥지둥하는 이른바 '윤리적 지체' ethical lag 상태에 빠질 수 있다. 일반적으로 '윤리적 지체'는 기술 변화의 속도가 너무 빨라서 기존의 윤리적 해법으로는 해결하기 어려운 윤리 문제가 발생하는 상황을 말한다. 또 이러한 현상은 과학기술 개발 성과에 대한 기대가 이에 대한 윤리적 가치보다 우선시될 때 주로 발생한다. 우리는 단순히 관련 연구자나 이용자들의 양심과 사회 일반의 윤리의식 향상을 기대하는 것만으로 이러한 상황을 예방하기 어렵다. 우리가 윤리적 문제를 사전에 발굴하는 대처를 하지 않는다면, 신경과학 및 신경기술 분야의 지혜로운 활용을 위한 윤리적 접근법이 부재한 윤리적 공백ethical vacuum 상태를 경험할 수도 있다.

이러한 문제의식에 근거할 때, 우리는 신경과학기술의 개발과정과 적용 단계에서 향후 발생할 만한 윤리 문제를 사전에 충분히 발굴하고 지혜로운 해결책을 미리 준비해야 한다. 이러한 노력, 즉 신경과학 및 신경기술 분야에 대한 윤리적 관점을 단단하게 확보하는 일은 앞으로 전개될 신경과학 및 신경기술 분야의 지속적 발전을 위해서도 필수적인 근거가 될 것이다. 이런 맥락에서 신경과학 및 신경기술 분야에 대한 윤리적 접근을 시도하는 것이 바로 '신경윤리학'이다.

'신경윤리학'neuroethics이라는 용어는 하버드대학교의 신경심리학자 폰티우스Anneliese A. Pontius가 1973년에 〈지각과 운동기능〉Peerceptual and Motor Skills에 게재한 그의 논문에서 최초로 등장했다. 그 이후 1989년에 크랜포드Ronald Crandford는 신경윤리학을 "임상신경학 분야에서 발생하는 윤리 문제"로 정의했으며, 1991년에 처치랜드Patricia Churchland는 신경윤리학을 "인간의 도덕성에 대한 생물학적 접근의 관점"에서 규정하고자 했다. 이와 같이 신경윤리학을 정의하려는 시도에도 불구하고 오늘날 통용되는 신경윤리학의 일반적 정의는 2002년 다나재단Dana Foundation이 주최한 신경윤리학 학술대회에서 윌리엄 사파이어William Safire가 제안한 신경윤리학 개념이다. 사파이어는 그 자리에서 신경윤리학을 "인간 뇌의 치료, 뇌 기능의 완성도를 높이는 과정, 뇌에 대한 원치 않는 침해나 걱정되는 조작에 관해서 무엇이 옳거나 그른지, 아니면 좋거나 나쁜지를 연구하는 분야"[1]로 정의했다. 신경윤리 개념에 대한 사파이어의 이러한 제안 외에도 신경윤리학을 정의하려는 시도가 없었던 것은 아니다.[2] 그럼에도 학계에서는 사파이어의 정의를 수용해 신경윤리학을 "인간의 뇌 건강과 뇌 기능 향상 등을 위한 신경과학neuroscience 연구와 그 적용 과정에서 발생하는 윤리 문제를 연구하는 분야"로 인식하게 되었다. 오늘날 신경윤리학은 기존의 뇌 건강 및 기능 향상과 관련한 윤리 문제뿐만 아니라 뇌 구조와 뇌 영상 이미지의 분석 등 뇌신경을 중심으로 한 의학 분야에서 전개되는 윤리 문제를 추가적으로 연구하고 이들에 대한 해법을 찾고 있다.

이것들을 종합할 때, 신경과학 및 신경기술 분야를 "뇌와 신경 체계를 과학적으로 연구하여 뇌와 신경의 기능 및 활동에 관한 비밀을 밝혀내는 분야"[3]라고 한다면, 신경윤리학은 이러한

---

1 Steven J. Marcus (ed.), *Neuroethics: Mapping the Field*, first edition (New York: Dana Press, 2002), 5.

2 신경윤리를 정의하려는 시도에 관한 사항은 Judy Illes·Matthew P. Kirschen·John D. E. Gabrieli, "From Neuroimaging to Neuroethics", *Nature Neuroscience*, 6(3) (2003), 205-205; Racine, Eric, *Pragmatic Neuroethics: Improving Treatment and Understanding of the Mind-Brain* (Cambridge, MA: The MIT Press, 2010) 등을 참고할 수 있다.

3 개념적으로 신경윤리학을 이해함에 있어 주의해야 할 것이 있다. 그것은 신경과학

신경과학 연구와 기술 개발 및 적용 과정 등에서 발생 가능한 윤리적 문제를 예상하거나 평가하며, 그 결과를 기초로 각종 이해관계자의 권익을 보호하기 위한 교육과 윤리적 제도를 제안하는 분야라고 정리할 수 있을 것이다. 아울러 우리는 향후 신경과학기술을 올바르게 활용하기 위한 신경윤리에 대한 관심과 노력[4]이 필요하다는 점을 알 수 있다.

윤리적 과제

오늘날 신경과학기술은 뇌의 구조, 뇌에서 일어나는 신경 활동, 뇌의 제반 활동이 인간의 특정한 행동이나 정서를 유발하는 방

과 신경윤리의 관계 설정에 따라 '신경과학의 윤리'ethics of neuroscience와 '윤리의 신경과학'neuroscience of ethics의 구분(Adina Roskies, "Neuroethics for the New Millenium", *Neuron*, 35(1)(2002), 21-23)을 혼동해서는 안 된다는 점이다. 이 글에서 다루는 것은 '신경과학의 윤리'이며, 이것은 앞서 소개한 신경윤리학의 일반적 정의인 신경과학 분야에 대한 윤리학적 접근을 의미한다. 그런데 혹자들은 '윤리의 신경과학'을 신경윤리학으로 오해할 수도 있다. '윤리의 신경과학'은 신경과학기술을 이용하여 인간의 윤리적 사고나 행위를 이해하거나 이들에 영향을 미치려고 하는 신경과학 중심적 시도이다. 이것은 생물학적 관점과 인간 뇌신경에 기계기술을 접합하여 연구함으로써 인간의 윤리적 또는 비윤리적 메커니즘을 밝히고자 하는 영역이다. 이 글에서 다루는 내용은 신경과학을 대상으로 윤리적 문제를 고민하는 것이며, 신경과학을 이용한 인간의 윤리적 사고와 행위에 관한 내용은 다루지 않는다.

4 근래 들어 신경윤리학 분야는 국제적인 전문 학술연구 분야로 인정받는 추세다. 신경과학 연구뿐만 아니라 신경윤리 분야를 활발하게 연구하는 미국의 경우 신경윤리 교육기관, 학술 프로그램, 학회, 연구기관이 늘어나고 있으며, 국립보건원NIH의 브레인 이니셔티브BRAIN Initiative는 신경과학 연구 수행에 신경윤리를 결합한 프로젝트를 장려하고 있으며, 이러한 조건을 갖춘 연구에 투자하고 있다.

식에 대한 이해뿐만 아니라 신경 활동에 인위적으로 개입하여 행동이나 정서 등을 변경하거나 기억을 통제하는 영역으로 확장하고 있다. 앞서 살펴본 것처럼, 신경과학의 윤리는 이러한 신경과학기술의 개발과 도입이 유발하는 윤리 문제를 주요 검토 대상으로 삼는다. 이런 이유에서 신경윤리는 신경과학기술의 개발 및 적용 과정에서 일어나는 현상과 결과에 의해 그 외연과 내용이 결정된다고 할 수 있다.

그렇다면 신경과학 및 신경기술의 영역에는 어떤 윤리적 문제가 제기될 수 있을까? 뇌가 신체의 일부 기관인 만큼 인간의 신체를 연구한다는 점, 그리고 질병 치료의 관점에서 뇌 연구에 접근할 경우에는 전통적인 생명윤리가 축적해온 접근법으로 신경윤리의 일부 문제들에 대한 해법을 모색할 수 있을 것이다. 한편 신경과학기술이 과학기술이라는 점을 고려하면, 새로운 과학기술에 대한 윤리적 과제를 제시하고 해법을 고민하는 과학기술윤리는 신경윤리 분야에도 많은 도움이 될 것으로 보인다. 이 모든 사항을 언급하는 것은 한계가 있으므로, 여기서는 뇌 기능이 지닌 특성에 집중해 신경윤리가 집중해야 할 윤리적 과제를 크게 세 가지로 구분해 검토해보고자 한다. 그것은 첫째, 인지 향상 기술이 지닌 윤리적 과제, 둘째, 신경과학기술로 복호화된 정보와 소통 등이 유발하는 프라이버시 보호의 과제, 셋째, 개인의 기억이나 정서 또는 인지 등에 대한 외부의 개입 가능성과 이로 인한 인간의 자율성 및 자아 정체성 훼손의 문제 등이다.

인지 향상에 찬성하십니까, 반대하십니까?

전통적으로 의학 분야에서는 질병 치료를 목적으로 질병, 신체 손상 또는 기능 저하를 막는 약물과 치료법을 개발해왔다. 그런데 최근에는 인간의 인지기능 향상을 도모하는 약물과 치료법이 등장하고 있으며, 이것은 인간의 신경 향상에 대한 윤리적 논의, 즉 인간 뇌의 능력과 기능을 향상하기 위한 신경과학 기술의 이용에 대한 윤리적 찬반 논의로 이어지고 있다. 또 이러한 견해 차이는 자연스럽게 인간의 인지 향상을 찬성하는 찬성론자와 반대론자 간의 구별을 낳고 있다.[5]

인지능력의 향상에 관한 문제는 '무엇이 향상인가' 하는 사전 검토를 필요로 한다. 만약 과거에 어떤 비교 열위 상태의 개선을 '향상'이라고 정의한다면, 향상의 목표는 무한한 수준으로 확장될 가능성이 있다. 이와 대조적으로 인체 기능의 향상을 정상적인 신체 기능의 확보에 둔다면, 향상의 목표는 생명을 위협

5　학계에서는 신경과학기술을 이용한 인지 향상을 지지하는 찬성론자들을 '트랜스휴머니스트'trans-humanists라고 부르며, 인지 향상을 반대하는 반대론자들을 '생물보존주의자'bioconservatives라고 부른다. 물론 이러한 이견이 있다고 해서 이들 사이에 중도적 입장이 없는 것은 아니다. 중도적 입장은 향상 기술의 부분적 수용이나 관리에 초점을 두고 전개된다. 가령 생물로서 인간의 본래적 가치를 인정하면서도 어느 정도 수용 가능한 향상 기술의 적용을 주장하는 입장[Erik Parens, "Authenticity and Ambivalence: Toward Understanding the Enhancement Debate", *The Hastings Center Report*, 35(3)(2005), 34-41]이 있는가 하면, 향상 기술에는 일정 정도의 규제가 필요하다고 주장[Patrick Lin·Fritz Allhoff, "Against Unrestricted Human Enhancement", *Journal of Evolution & Technology*, 18(1)(2008), 35-41]하는 입장도 있다.

하는 질병의 극복이나 사고나 질병 등으로 인한 신체 기능 손실을 막거나 보완하는 데 그칠 것이다. 이런 논의는 자연스럽게 '질병은 무엇이고, 정상 상태란 무엇인가' 하는 문제, 즉 치료와 향상을 구분하는 어려운 문제라고 할 수 있다.

세상 사람들 중에는 당뇨병이나 심장병과 같이 비교적 명확한 병명으로 진단된 질병을 가지고 살아가는 사람도 있지만, 시력이 나쁘지만 안경을 착용함으로써 정상적인 삶을 살아가는 사람도 있다. 요즘에는 시력이 나쁜 사람이 흔하지만, 안경이 없던 시절에 살던 시력이 나쁜 사람은 질병에 걸린 또는 신체 기능이 비정상적인 장애를 가진 사람으로 취급되었을 수 있다. 그런데 오늘날 우리는 안경을 쓰는 사람을 질병 상태에 있는 사람이라고 생각하지 않는다. 이와 달리 의학적 지식이 부족했던 과거에는 질병으로 규정하지 않았던 비만 상태와 같은 것을 오늘날 의학계에서는 상당히 중요한 질병 중 하나로 규정한다. 이처럼 '무엇이 질병이고 무엇이 건강한 상태인지, 무엇이 정상이고 비정상인지' 하는 문제는 단순한 수치를 제시한다고 해서 해결되는 것도 아니다. 시대와 사람들이 공유하는 인식의 정도에 따라 그 경계를 달리할 수 있는 대상이다.

이런 어려운 문제를 공유하면서 여기서는 인간의 인지능력 향상에 관한 것으로 논의를 한정해 생각해보자. 실제로 근래 들어 특정한 치료 목적의 약물을 다른 용도로 복용하는 사례가 늘고 있다. 이런 약물을 복용하는 주된 이유는 약물의 본래 용도와는 다르게 자신의 정신 능력이나 행동 개선을 목적으로 한다.

일례로 최근 미국의 많은 대학생들은 집중력 강화를 위해 ADHD 치료에 처방하는 (리탈린Ritalin이라는 약 이름으로 알려진) 메틸페니데이트methylphenidate를 먹는 것으로 알려져 있다. 이런 현상은 사람들이 특정한 치료 이외의 목적으로 약물을 이용하는 것이 과연 적절한가에 대한 논란[6]뿐 아니라 인위적인 인간의 인지 향상이 어떤 의미를 지닌 것인가에 대해서도 논란을 야기한다.[7] 이 밖에도 친사회적인 행동을 강화하기 위해 옥시토신을 사용하거나, 뇌와 컴퓨터를 연결brain-computer interfaces, BCIs해 신체 활동의 생물학적 향상을 기대하는 것과 같은 잠재적인 신경 증강potential neuroenhancements에 대한 논의도 진행 중이다. 이러한 현상을 보면서 우리는 과연 인지 향상에 대해 어떤 평가를 내려야 할까? 이제 본격적으로 인지 향상에 대한 찬반론을 살펴보자.

먼저 찬성론자들의 주장은 크게 다섯 가지로 구분된다. 첫째, 신경과학기술을 이용한 인간의 인지능력 또는 신경 향상이 기존의 약물 사용과 원칙적으로 차이가 없다는 것이다. 게다가 사람들은 자신의 능력 향상을 원하므로, 이것을 위한 기술을 개발해 이용하는 것에 문제가 없다는 것이다. 우리가 '교육'이라

6   Barbara Sahakian·Sharon Morein-Zamir, "Professor's Little Helper", *Nature*, 450(7173)(2007), 1157-1159.

7   Martin Dresler·Anders Sandberg·Christoph Bublitz·Kathrin Ohla·Carlos Trenado·Aleksandra Mroczko-Wąsowicz·Simone Kühn·Dimitris Repantis, "Hacking the Brain: Dimensions of Cognitive Enhancement", *ACS Chemical Neuroscience* 10(3)(2019), 1137-1148.

는 도구를 써서 학생들의 이해력이나 추론 능력 등과 같은 인지 능력의 신장을 꾀하듯이, 신경과학기술을 도구로 하여 인간의 인지능력을 신장하는 것은 문제가 되지 않는다는 뜻이다.

둘째, 인간의 인지능력 향상은 결국 인간의 자율성 신장으로 이어질 수 있다는 것이다. 인지능력의 향상은 자기가 원하는 것을 스스로 결정하고 선택하는 데 도움이 된다는 것인데, 달리 말해 인지능력의 향상이 자신의 선택권 향유에 긍정적으로 기여할 수 있다는 것이다. 이런 관점에서 보면 개인의 주체적인 선택은 매우 중요한 요소다. 이러한 입장은 개인의 자율성에 대한 우선성을 강조하는 자유주의적 관점이 전제되어 있다고 할 수 있다. 그러나 이런 입장이 자율성을 신장한다고 주장하더라도, 개인 각자의 권리 행사에 정당한 한계가 없다고 주장할 수는 없을 것이다. 개인의 자유로운 선택권을 강조하더라도, 이것이 또 다른 타인의 자유를 훼손한다면, 존 스튜어트 밀이 말하는 것처럼 자유의 한계에 해당하는 일이 될 것이기 때문이다.

셋째, 신경과학기술을 이용한 인간의 인지 향상은 사회 전체의 효용을 증가시킬 수 있다는 것이다. 이것은 공리주의적 관점에서 신경과학기술의 부정적 결과보다 긍정적 결과를 낙관하는 입장이라고 할 수 있다. 또 이러한 입장은 신경과학기술이 인간의 능력을 향상시켜준다면, 개인의 삶에 대한 만족도도 높아지고 사회적으로도 긍정적인 효과가 클 수 있다고 믿는 것이다. 다만 이러한 찬성론자들의 입장에서 신경과학기술의 결과가 일견 긍정적으로 보인다고 하더라도, 막연한 낙관론을 지지하기

보다는 사회 전반에 미칠 영향을 지속적으로 광범위하게 고려할 필요가 있을 것이다.

넷째, 이른바 사회적 약자의 인지능력을 향상시킬 경우 사회의 다양한 경쟁과 갈등에서 형평성 개선에 도움이 될 수 있다는 것이다. 이것은 신경과학기술을 활용한 인지 향상이 정신적 장애를 가진 취약 계층이나 인지능력이 취약해 사회 각 영역의 경쟁에서 개인 활동의 제약을 받는 사람들에게 도움이 될 수 있다는 뜻이다. 하지만 이러한 입장은 신경과학기술의 적용 대상을 제한한다는 점에서 향상 기술의 적용 대상 범위 설정에 관한 또 다른 논란을 일으킬 여지가 있다.

다섯째, 신경과학기술이 지닌 국가 경쟁력 기여도를 고려해야 한다는 것이다. 만약 최근 세계 많은 국가들이 경쟁하고 있는 신경과학기술 분야에서 해당 기술 개발을 규제한다면, 이것은 국가경쟁력 차원의 과학기술 개발 분위기와 역행할 수 있다는 것이다. 실제 오늘날 다수의 국가가 각종 첨단 과학기술 분야에서 우위를 확보하기 위해 경쟁을 벌이고 있다. 최신의 신경과학기술을 확보하는 것은 보건의료 분야를 비롯해 국가의 경제에 도움이 될 수 있으며, 이러한 관점에서 신경과학기술을 규제하기보다는 지원하는 정책이 중요하다는 것이다. 그러나 시행착오를 경험하는 것이 새로운 과학기술 개발 과정의 숙명임을 생각하면, 첨단의 신경과학기술을 확보하는 과정에서 발생하는 윤리 문제를 얼마나 많이 예방할 수 있느냐 하는 것은 새로운 기술개발국의 또 다른 과제가 될 것이다.

이상과 같은 찬성론자들의 견해를 고려하면서 이제 반대론자들의 주장을 살펴보자. 반대론자들의 논의는 크게 네 가지 입장으로 정리할 수 있다.

첫째, 신경과학기술을 이용한 인지 향상이 일으키는 해악의 발생 가능성이다. 물론 이러한 우려는 신경과학기술뿐만 아니라 일반적으로 신기술이 도입될 때 우려하는 대중의 막연한 두려움일 수 있다. 하지만 우리가 주목하는 중요한 사항은 신경과학기술을 통해 인간의 뇌에 인위적으로 개입할 가능성이 있는 경우, 향후 발생할 위험에는 어떤 것들이 있으며, 수인 가능한 개입과 위험의 범위는 어떻게 정할 수 있는가다. 만약 이익과 위험을 평가해 신경과학기술의 도입을 통해 기대되는 이익이 그것으로 인한 위험보다 크지 않다면, 신경과학기술의 도입을 합리적 선택이라고 말하기는 어려울 것이다. 그런데 이러한 것들을 고려하기 위해서는 사전에 신경과학기술이 지닌 장점과 단점을 충분히 이해하고, 그것이 낳는 이익과 해악의 결과를 평가할 객관적 기준, 즉 그것들을 누가 공정하게 어떤 방법으로 판정할 것이며, 어떤 요소를 잣대로 판단하는가 하는 문제가 얽혀 있다.

이러한 과제를 풀어내기 위해서는 적어도 신경과학기술 그자체가 객관적인 신뢰를 받아야 할 것이며, 그러한 조건 안에서 그것이 지닌 장단점이 특정한 적용 대상(또는 영역)과 시공간적 범위 등을 두고 객관적으로 평가될 수 있는 연구가 축적되어야 한다. 또 이것과 관련해 사회 전체가 신경과학기술을 어느 단계까지 지혜롭게 활용할 수 있을지 논의하는 자리도 필요하다.

둘째, 신경과학기술을 이용해 인간의 인지능력이 쉽게 향상 된다면, 인간이 수행하던 기존의 '다양한 자기계발 노력이 사라 지지 않을까' 하는 걱정[8]이다. 즉 인위적인 인지 향상은 지금까 지 인간이 삶에서 '노력'하는 과정과 그 과정에서 얻는 가치를 잃어버리는 결과를 낳을 수 있다는 것이다. 이런 입장은 신경과 학기술이 제공하는 향상의 장점보다 인간이 어떤 문제를 두고 분투하는 과정에서 능력을 성장시키는 기회의 배제가 더 큰 손 실이라고 본다. 이러한 생각의 배후에는 과학기술을 통한 인간 능력의 향상에 대한 과도한 기대나 낙관이 오히려 인간을 자만 이나 나태에 빠지게 할 수도 있다는 염려가 있다. 이런 측면에 서 이 문제를 종교적 관점으로 논점을 변경해보면, 종교계 등에 서는 인간의 능력을 인위적으로 향상시키는 신경과학기술에 대 한 우려의 수위가 더 높을 가능성도 있다.

이러한 반대론자들의 염려에도 불구하고 신경과학기술을 이 용한 인간의 능력 향상을 지지하는 입장에서는, 신경과학기술 은 하나의 선택지일 뿐이며 이러한 선택지를 넓히는 과정 또는 결정하는 과정 역시 모두 인간이 시도하는 '노력'의 일부로 볼 수 있다고 주장할 수 있다. 또 이들은 우리가 비효율적인 노력

8　이러한 관점의 예로는 Maartje Schermer, "Enhancements, Easy Shortcuts, and the Richness of Human Activities", *Bioethics*, 22(7)(2008), 355-363; Leon Kass, "Beyond Therapy: Biotechnology and the Pursuit of Human Improvement", *President's Council on Bioethics* (Washington, DC, 2003) 16 등을 참고할 수 있다.

을 하는 것보다 효율적인 시도를 선호하는 것처럼 신경과학기술을 채택해 인간의 능력이 향상된다면, 진짜 노력이 필요한 다른 영역에서 '노력'을 발휘할 수 있다고 주장[9]하기도 한다.

셋째, 신경과학기술을 이용한 인지 향상의 수혜자가 누구냐 하는 문제다. 이것은 기술에 대한 평등 또는 분배 정의의 관점에서 제기되는 비판이다. 언제나 새로운 과학기술을 이용하기 위해서는 비용을 지불해야 한다. 신경과학기술을 이용한 건강 개선 또는 인지능력의 향상에도 경제적 부담이 필요할 것이다. 질병 치료뿐만 아니라 능력 향상을 바라는 사람들 사이에는 현실적으로 비용 지불 능력의 차이가 존재하고, 이것은 기술 수혜자의 경제적 능력에 따른 선택적 차별을 낳을 것이고, 향후 형평성에 대한 불만이 일어날 수 있다는 것이다. 따라서 인지 향상의 혜택이 경제적 여건에 따라 선택적으로 적용될 가능성이 높다면, 사회적 격차가 더 커질 수 있다는 우려가 생길 수 있다.

넷째, 신경과학기술의 강제적 도입에 관한 걱정이다. 만약 신경과학기술이 발전해서 명확한 질병 치료의 효과가 있다거나 인간의 정신적 능력 개선에 효과가 있다고 믿을 경우, 국가가 이러한 기술을 마치 예방접종처럼 공중 보건의 관점에서 의무적으로 도입할 수도 있을 것이다. 과거 우생학이 득세하던 시절 강제 불임시술이 횡행했던 것처럼, 신경과학에 대한 신봉이 인

---

9 Thomas Douglas, "Enhancement and Desert", *Politics, Philosophy & Economics*, 18(1)(2019), 3-22.

간의 정신적 상태를 서열화하고 신경과학의 진단 결과 열등한 정신 상태를 지닌 사람을 국가가 조직적으로 개조할 위험이 있다는 것이다.

이처럼 인간의 인지 향상에 대한 찬반론의 근거는 나름의 이유가 있다. 물론 이러한 논의는 어쩌면 아직 진면목이 드러나지 않은 신경과학기술을 허수아비처럼 두고 벌이는 너무 앞선 기대 또는 염려일 수 있다. 신경과학기술의 향후 발전 양상에 따라 찬반양론에서 발생할 수 있는 윤리적 문제는 앞으로 더욱 정교화될 필요가 있다.

누군가가 당신의 생각을 읽는다면?

인지 향상에 관한 찬반론이 뜨거운 것처럼, 개인의 사생활 보호 문제도 신경윤리학에서 중요한 주제다. 특히 신경과학기술은 인간의 생각을 해독하고 이것을 다른 사물이나 사람들과의 소통 등에 이용하는 것을 추구하기 때문에 개인의 프라이버시를 침해할 잠재적 위험성이 크다.

그중에서도 프라이버시를 위협할 만한 신경과학기술 중 하나는 자기공명영상MRI이다. 자기공명영상은 과거 엑스레이나 CT스캔보다 높은 해상도를 보이며, 비침습적 방법으로 뇌의 구조와 활동을 검사하거나 기능 정보를 얻기 위해 쓰인다. 특히 fMRI는 뇌의 신경 활동을 추론할 수 있는 정보를 제공하는 것으로 알려져 있는데, 이것은 뇌의 활성화 패턴과 인간의 행동 등의 상관관계를 확률적으로 파악하여 뇌 활동을 디코딩하는 것으로 알려져 있다. 이러한 영상이 제공하는 정보는 인간의 정신 활동을 해독하거나 의학적 진단과 예측을 위해 유용한 역할을 할 수 있다. 물론 현재까지 인간의 정신 활동을 얼마나 해독하고 진단할 수 있는가에 관한 문제는 기술적 차원으로도 정밀하다고 할 수는 없다. 하지만 이러한 영상은 우리가 알지 못하는 사이에 다양한 차원에서 축적되어 인간의 뇌 활동에 대한 정보를 늘려갈 수 있는 자원의 역할을 할 수 있다.

한편 언젠가는 인간의 생각을 해독하는 날이 오지 않을까라는 상상도 가능하다. 만약 이러한 기술이 인간의 정신 활동의 기능적 문제를 단순히 식별하는 단계를 넘어 뇌를 해독해 인간의 생각을 읽어낸다면, 이것은 개인의 프라이버시를 침해하는 문제를 야기할 수 있다. 특히 제삼자가 신경과학기술을 이용해 특정 개인의 정신 활동, 즉 어떤 특정인의 생각을 읽고, 생각의 결과 또는 특정한 행동으로 이어질 개연성을 예측한다면, 문제는 더 심각해질 수 있다. 만약 이러한 뇌 해독 기술이 실현된다면, 개인의 뇌 활동에 대한 정보는 질병 진단, 사회성/반사회성과 관련한 진단, 사회적 갈등 사례에 대한 증거 등 다양한 영역에서 사용될 가능성이 있다.

먼저 뇌 해독 기술은 질병 진단을 위해 그 적용 범위를 넓혀갈 것이다. 특히 최근 다양한 정신질환과 관련해 fMRI를 이용한 해석(마인드 리딩)이 보고되는 점에 비추어보면, 향후 정신적인 기능 결손이 일어날 가능성을 예측하는 데 이용될 가능성이 높다. 이러한 문제는 전통적인 생명윤리에서 제기되는 의료정 보에 대한 기밀성 유지의 문제와 연관된다. 다만 여기서 유의해야 할 것은 이것은 여전히 가능성이고, 그러한 질병이 발생할 확률은 다양한 관점에서 시간을 두고 객관성을 확보해야 할 것이다.

한편 이러한 기술은 인간의 사회성이나 반사회성과 성향을 측정하는 데도 사용될 수 있다. 가령 범죄 용의자에 대한 거짓말탐지기뿐 아니라 범죄자의 재범 가능성 또는 범죄를 일으킬 가능성이 높은 집단을 확인하는 방법으로 쓰일 수 있다. 하물며 이것은 특정한 직업군에서 직원을 고용함에 있어 마치 이력서처럼 성실성과 정직함과 같은 개인의 성향을 파악하기 위한 정보로도 이용될 수 있다. 인간의 사회적 성향을 진단하는 것과 그러한 정보를 통해 개인에 대한 편견을 갖는 것은 위험한 일이 아닐 수 없다.

마지막으로 인간의 뇌 해독 기술은 어쩌면 사회적 갈등 사례를 판정하는 증거로 사용될 가능성도 있다.[10] 개인의 정신적 상태가 특정한 사건의 갈등과 분쟁에서 확인해야 할 요소인 경우,

---

10 이와 관련한 사례를 하나 소개한다. 2010년, 미국 테네시주 연방 법정에서 뇌 스캔이 법정 증거로 사용될 수 있는가에 대한 청문회가 있었다. 셈라우Lorne Semrau는 자신의 회사와 연루된 사기 혐의를 받고 있었는데, 그는 자신이 고의로 속이지 않았다는 증거로 세포스Cephos라고 불리는 뇌 영상 서비스 회사의 뇌 스캔 자료를 증거로 채택해달라고 요청했기 때문이다. 해당 판사는 뇌 스캔을 법적 증거로 채택하는 것은 불가하다는 판결을 내렸다(Greg Miller, "fMRI lie detection gets its day in court", *Science* (2010, May 13). doi: 10.1126/article.30457

우리는 뇌 해독 기술을 이용해 개인의 주장이 아니라 뇌의 기억을 통해 이러한 사실을 확인하려고 할 수 있다. 가령 누군가가 자신의 업무에 주의를 하지 않아 사고를 일으켰다고 해보자. 그것은 자동차 운전일 수도 있고, 거대한 기계의 작동일 수도 있고, 어떤 과정을 관리해야 하는 주의 의무를 요하는 행위일 수도 있다. 그러한 어떤 사람이 사고를 일으켰을 때, 그가 졸았는지 아닌지 뇌 해독을 통해 확인할 수 있다고 가정해보자. 물론 이러한 기술은 아직 존재하지 않는다. 그러나 이런 기술이 가능하다면 우리는 뇌 해독의 정확성에 대해 주의를 기울이는 가운데 그 객관성을 신뢰한다면 이러한 기술을 통해 분쟁의 원인 제공자를 찾아내 처벌하려고 할 수도 있다.

이 밖에도 신경과학기술이 인간의 생각을 해독할 수 있다는 상상은 개인의 프라이버시 보호와 직결된 다양한 사전적 조처를 필요로 한다. 내가 알고 싶은 나의 기억이나 생각을 신경과학기술을 동원해 불러낸다고 할 때, 그중에는 내가 굳이 남에게 알리고 싶지 않은 것도 있을 것이다. 또 굳이 회상하고 싶지 않은 일도 있을 것이다. 기억과 상상을 포함해 넓은 의미에서 우리가 생각을 읽어낼 수 있다는 상상은 유혹이 크고, 유혹이 큰 만큼 윤리적으로 발생 가능한 걱정거리가 많을 수밖에 없다. 이러한 신경과학기술의 결과는 아직 실현되지 않았지만, 이것이 가능하다는 공상적 전제가 실현된다면, 우리는 제도적으로 이러한 수단을 이용하는 데서 제기되는 위험 요소를 끊임없이 찾아내야 할 것이다.

신경과학기술은 나의 자율성에 어떤 영향을 줄까?

신경윤리학과 전통적인 생명윤리학의 차이는 뇌로부터 비롯된다. 뇌는 생각의 중추다. 뇌를 통해 우리는 자신을 규정하고, 사물을 분간하고, 사건을 판단하고 평가한다. 그런데 우리 뇌의 어떤 측면이 우리를 우리 자신으로 이해하게 만드는 것일까? 뇌의 어떤 기능이 기억과 성격과 성향을 형성하고 이를 강화하거나 쇠약하게 만드는 걸까? 아직 이러한 신경과학의 해답은 명확하지 않다. 그러나 신경과학자들은 뇌가 '우리가 누구인지' 인식하는 역할을 한다고 믿는다. 뇌는 어떤 정보를 기억하고 이러한 정보를 회상하거나 선택적으로 둔화 또는 강화시킴으로써 기억을 선택적으로 편집한다는 것이다. 신경과학기술은 기억, 욕망, 성격, 기분, 충동 등 자아를 구성하는 것으로 생각할 수 있는 것들에 영향을 미칠 수 있다. 이런 이유에서 신경과학기술의 개입이 유발할 수 있는 변화는 자아에 영향을 미칠 수 있는 독특한 잠재적 특성을 가졌다.

이런 점에서 신경과학은 유전학과 유사한 점도 있다. 과거 우리는 인간의 유전자의 특징을 밝히면 인간을 더 잘 이해할 수 있을 것이라고 믿었다. 이러한 맥락에서 인류는 인간의 게놈을 조사하고 변형하거나 선택적인 기능의 발현을 연구하고 있다. 하지만 우리는 우리의 유전자가 아니다. 인간 게놈의 배열만으로는 암의 원인이나 지능의 유전적 소인이나 정신질환의 원인을 드러낼 수 없었다. 게놈 외에도 인간의 생명 현상을 일으키는 복잡하고 많은 요소가 개입하기 때문이다. 하지만 뇌는 인간을 이해하기 위한 좀 더 그럴싸한 대상이 될 수 있다. '당신은 당신의 유전자입니다'라고 말하는 것보다는 '당신은 당신의 뇌입니다'라고 말하는 것이 더 그럴싸하다는 것이다. 왜냐하면 우리의 다양한 행동과 생각은 우리의 뇌에 의해 직접 제어되기 때문이다.

이제 우리는 '자아란 도대체 무엇인가'를 물어야 한다. 만약 외부의 자극이나 개입을 통해 나의 뇌에 어떤 변화가 일어난다면, 나는 나인가, 그렇지 않은가? 내가 나를 나라고 말할 수 있는 근거는 무엇인가? 이런 질문은 자아의 정체성에 관한 것이다. 시간이 지나도 내가 나인 이유는 무엇으로 확인할 수 있는가? 이와 같은 자아 정체성에 대한 문제는 철학적으로 어려운 문제지만, 대체로 이에 대해 생물적 동일성과 심리적 동일성의 두 가지 차원에서 답이 제안된다.

첫 번째로 생물적 동일성은 말 그대로 시간이 지나더라도 내가 나인 이유는 생명의 동일성을 유지하기 때문이라는 주장이다. 동일한 생명체임이 기준이라면, 생명 유지는 개인의 정체성에 필수적인 것이다.[11] 따라서 뇌를 변화시킨다는 것은 개인의 정체성에 영향을 미치지 않는 일이 될 것이다.

두 번째는 심리적 연속성을 유지한다면 자아의 정체성이 유

---

11 Eric T. Olson, *The Human Animal: Personal Identity without Psychology* (New York: Oxford University Press, 1999).

지되는 것이라는 주장이다. 일례로 존 로크와 같은 철학자는 심리적 연속성을 강조했다. 그의 입장에 따르면, 어떤 사람의 심리적 상태가 갑작스러운 변화를 일으킬 경우, 그는 이전과 같은 사람이 아니라는 것이다. 이런 경우라면 신경과학을 통한 인간 심리의 급격한 변화는 자아 정체성을 해치는 이유가 될 수 있다. 심리적 연속성의 차원에서 보면, 뇌심부자극술DBS[12]은 때때로 기분의 변화, 조증, 중독성 행위, 과한 성행위 등 비정상적 부작용을 유발하는 것으로 알려져 있다.[13] 특이한 사례 중 하나로, 뇌심부자극술을 받은 환자가 특정한 사람Johnny Cash의 음악에 집착을 보이는 현상[14]도 보고되었다. 더 나아가 일부 뇌 기능 장애를 치료하기 위해 개발되고 있는 신경과학기술은 인체의 다른 기관에도 영향을 미치는 것으로 보고되었다.[15]

만약 신경과학기술이 개인의 자아관에 영향을 미친다면, 그것은 어떠한 범위에서 어떠한 정도로 발생할 수 있을까? 이 역시 아직 우리에게 정확하게 알려진 바는 없다. 하지만 자율성은 인격의 중요한 요소다. 자율성이란 스스로가 원하는 사람이 되

---

12 도파민 뉴런에 영향을 미치는 신경 퇴행성 질환인 파킨슨병을 치료하는 데 적용되는 방법.

13 Felicitas Kraemer, "Authenticity or Autonomy? When Deep Brain Stimulation Causes a Dilemma", *Journal of Medical Ethics*, 39(12)(2013), 757-760.

14 Mariska Mantione·Martijn Figee·Damiaan Denys, "A case of musical preference for Johnny Cash following deep brain stimulation of the nucleus accumbens", *Frontiers in Behavioral Neuroscience*, 8(2014), 152.

15 Peter Zuk·Laura Torgerson·Demetrio Sierra-Mercado·Gabriel Lázaro-Muñoz, "Neuroethics of Neuromodulation: An Update", *Current Opinion in Biomedical Engineering*, 8 (2018), 45-50.

는 것이고, 외부의 정당하지 못한 방해나 간섭 없이 자신의 삶을 추구하는 자유를 의미한다. 그런데 신경과학기술은 인간의 자율적 생각과 행동을 제한할 수 있다.

의학적으로 정당하고 개인의 자발적인 동의를 얻은 예외적인 경우를 제외한다면, 우리의 생각이나 행동을 직접적으로 통제하기 위해 뇌를 조작하는 것은 자율성에 대한 명백한 침해가 될 것이다. 최근 과학자들은 쥐에게 전극을 이식하고 뇌의 피질을 자극해 먹이를 찾는 행동을 제어하는 데 성공했다. 이론적으로만 본다면, 우리의 뇌에 이와 같은 시술을 하면 인간의 행동도 제어가 가능하다는 의미다. 인간의 두개자기자극TMS은 뇌의 피질 영역에 의해 제어되는 신체 부위에 비자발적인 움직임을 유발할 수 있고, 반복적인 자극이 일어나면 일시적인 병변으로 작용할 수 있다. 또 최근 의학적으로 적용 범위를 넓혀가고 있는 DBS Deep Brain Stimulation나 ECOG Electrocorticography와 같은 방법도 인간의 행동이나 감정에 영향을 미칠 수 있음을 알려준다. 다행스럽게도 이러한 방법은 인간의 자율성을 훼손할 목적으로 시도되고 있는 기술은 아니다. 오히려 인간의 자율성을 회복하도록 돕기 위해 의학적으로 적용되고 있는 기술이다. 하지만 이러한 기술이 발전하면 할수록 자율성을 훼손할 목적으로 이용될 가능성도 그만큼 높아질 수 있다는 점이 문제다. 따라서 의료에서 이러한 기술을 적용할 때는 디자인 단계에서 오남용 가능성을 막을 수 있는 기술을 고안하기 위해 노력해야 할 뿐만 아니라 의료기관 등에서 이러한 기술의 적용 대상을 엄밀하게 선정하고 안전을 관리해야 한다.

신경윤리학 전망

지금까지 신경과학기술로부터 제기되는 윤리적 문제를 인지 향상, 프라이버시 보호, 자율성 또는 자아 정체성의 측면에서 살펴보았다. 이 외에도 신경과학 분야와 관련해 생각해볼 수 있는 윤리 문제는 전통적인 치료의 관점이라고 할 수 있는 (의료윤리 또는 생명윤리의 관점에서 접근해볼 만한) 새로운 의료기술로서 신경과학기술에 대한 윤리적 평가 문제가 있다. 또 향후 신경과학기술이 발전한다면, 뇌 신경 자극을 통한 개인의 심리 상태의 임의적 조작과 신념의 개조 또는 개인 행동의 변경 등 많은 문제가 제기될 수 있다. 일례로 일부 학자들은 신경과학기술을 통해 의사결정을 내리는 방법이나 절차에 영향을 미칠 수 있는 방법을 더 잘 이해하게 되면, 기업들은 마케팅 영역에서 보다 효과적인 간섭 조작의 기회를 찾고자 할 것이라고 예상한다. 기업은 잠재적인 소비자들의 생각에 자사의 제품을 소비하도록 하는 방법을 구상하고, 직접적으로 뇌를 조작한다기보다는 뇌 활동의 특성을 파악해 간접적으로 잠재적인 소비자의 생각에 개입해 영향을 미치는 방법, 즉 자사 제품을 소비하게 하는 특정한 행동을 유발하게 할 수 있다[16]는 것이다.

이처럼 신경과학기술이 열게 될 미래의 문은 다양한 윤리적 걱정거리를 만들고 있다. 이런 현실을 고려할 때, 신경윤리학은 신경과학기술의 개발 및 적용과 관련된 만큼 신경과학기술의 동향과 전개에 민감하면서도 신속한 주의를 기울여야 하는 분야다. 특히 신경과학 분야가 비교적 신생 학문이라는 점을 감안하면, 신경윤리 분야의 연구자는 변화하는 신경과학기술을 이해하기 위해 노력해야 하며 신경과학 연구자들과 더 잘 소통하고 교류해야 할 것이다. 그래야 신경과학 분야가 미치는 사회적 영향력에 비례해 중요성이 증가되는 윤리 문제에 대해 보다 정확하게 평가하고, 그러한 윤리 문제를 사회에 알리고, 그 문제를 해소할 수 있는 대안을 제공할 수 있기 때문이다.

신경과학기술의 지속적 발전을 기대하기 위해서는 신경과학기술에 대한 건전한 윤리적 평가가 함께해야 할 것이다. 이런 관점에서 향후 신경윤리가 보다 적확한 윤리적 진단을 내리기 위해서는 지금까지 개발되거나 연구된 신경과학기술이 어떤 것인지 파악하고, 그것을 어떤 기준에 따라 분류할 수 있는지(가령 치료 기준, 향상 기준, 편의성 기준, 공공성 기준 등) 윤리적 평가를 위한 도구를 사전에 마련하고, 신경과학을 연구하는 연구자, 기술 개발자, 환자나 기술 이용자 사이에서 일어나는 특수한 윤리 문제를 발굴해야 할 것이다. 아울러 만약 신경과학 분야의 연구

---

16 Charles Spence, "On the Ethics of Neuromarketing and Sensory Marketing", *In Organizational Neuroethics: Reflections on the Contributions of Neuroscience to Management Theories and Business Practices*, Joé T. Martineau and Eric Racine (eds.) (Cham: Springer International Publishing, 2020), 9-29.

성과를 적용하는 분야가 향후 가시적으로 드러난다면, 그 분야에서 실제 해당 연구나 기술의 제공자와 수혜자가 누구이며, 이들에게 어떤 이익과 해악이 있으며, 각각의 영역에서 발생할 수 있는 윤리적 문제에는 어떤 것이 있는지, 관련자들에게 어떤 윤리적 조언을 할 수 있는지 등에 대해서도 꾸준히 고민해야 할 것이다.

과도한 기대와 잘못된 속설을 넘어
참여를 통한 대중 커뮤니케이션의 중요성

김동광

고려대학교 독문학과를 졸업하고 같은 대학원에서 과학기술사회학을 공부했으며 생명공학과 시민참여를 주제로 박사학위를 받았다. 한국과학기술학회 회장을 지냈으며, 시민단체 '시민과학센터'에서 활동했다. 현재 고려대학교와 대구대학교 등에서 '과학기술과 사회'를 주제로 강의하고 있다. 1990년 이래 과학과 사회의 역동적 관계를 주제로 연구하며 글을 써왔고, 최근 연구하는 주제는 신경과학 윤리와 커뮤니케이션, 냉전 시기 과학기술 등이다.

신경과학의 등장

1990년대 이후 전 세계적으로 신경과학 연구가 활발해졌다. 미국의 경우 1990년 7월 17일 대통령 조지 H. W. 부시가 1990년대를 "뇌의 10년"Decade of the Brain으로 선언했고, 이후 유럽에서도 같은 선언들이 뒤따르면서 신경과학에 대한 대중의 관심도 크게 높아졌다. 우리나라는 지난 2007년 교육과학기술부가 21세기 프런티어 연구개발사업의 일환으로 '뇌 기능 활용 및 뇌질환 치료기술 개발 연구사업'을 시작했으며, 그 한 부분으로 '뇌 연구의 ELSIEthical, Legal and Social Implications에 관한 연구'가 시작되었다.

신경과학의 대중 커뮤니케이션이 중요한 이유는 1990년대 이후 전 세계적으로 일종의 붐을 이루고 있는 신경과학 연구가 전형적인 거대과학big science의 양상을 띠며 대부분의 나라에서 정부의 강력한 주도로 이루어지고 있기 때문이다. 그 과정에서 언론도 일방향으로 기술을 설명하거나 정보를 알리는 데 주력하고 있다. 이것은 기술이 사회에 대해 높은 규정력을 가지는 오늘날 새로운 기술emerging technology이 등장할 때마다 나타나는 일반적인 현상이라고 할 수 있다. 제2차 세계대전과 뒤이은 냉전 시기에 주로 나타난 거대과학의 특징은 이전까지 과학자 개인들이 연구 주제를 정하고 독자적으로 연구를 수행한 것과 달리 정부나 군부 그리고 기업 등의 조직이 연구를 주도하게 되었다는 것이다. 이것은 전쟁과 냉전이라는 급박한 전시와 준準전시 상황에서 과학과 기술이 국가에 의해 동원된 맥락에서 크게 기인했다고 할 수 있다. 전쟁기에 이루어진 원자폭탄 제조 계획인 맨해튼프로젝트, 최초의 전자식 컴퓨터인 에니악ENIAC, 전후 1950대와 60년대 미국과 소련의 냉전 대리전 양상으로 뜨겁게 치달은 우주 경쟁 과정에서 이루어진 아폴로계획 등이 그 대표적 사례다.

냉전 이후인 1990년대에 진행된 인간유전체계획Human Genome Project, HGP은 그 이전의 거대과학들과 다르게 정치나 군사적 목적보다는 향후 등장할 엄청난 규모의 시장을 목표로 했다는 점에서 사뭇 다른 양상을 보였다.[1] 그러나 정부와 기업의 주도로 생명과학 연구가 이루어졌고 언론이 새로운 기술에 대해 장밋

---

[1] 이 주제에 대해서는 다음 글을 참조하라. 김동광, "생명공학의 사회적 차원들, HGP의 형성과정을 중심으로", 〈과학기술학연구〉 1권 1호(한국과학기술학회, 2001), 105-122.

빛 환상을 불어넣었을 뿐 일반 대중이 참여해 새로운 기술에 대해 성찰할 수 있는 기회를 주지는 못했다. 신경과학은 같은 1990년대에 시작되었고, 인간유전체계획과 여러모로 비슷한 경로를 따라갔다.

1990년 인간유전체계획이 출범하고 생명에 대한 분자적 인식이 지배적인 패러다임의 지위를 확보하면서 인간 유전체의 서열 분석을 이끄는 분자생물학자들은 완성된 유전체가 인간의 정체성을 구성하는 것이라고 되풀이해 주장했다. 이 과정에서 유전자 담론이 전파되었고, 리처드 도킨스와 같은 사회생물학자들은 우리 모두가 유전자의 조종을 받는 굼뜬 로봇이라는 주장을 제기하면서 유전자가 생명의 본질이라는 유전자결정론genetic determinism을 한껏 부추겼다. 이런 주장들은 대체로 무비판적인 언론매체에 의해 증폭되어 대중문화로 진입했다. 하루가 멀다고 언론에 알코올 중독, 체력, 비만 등 숱한 신체적 및 정신적 특성에 관여하는 유전자가 발견되었다는 식의 보도가 나오면서 사람들의 일상에서 유전자 담론이 작동하기 시작했다. 유전자는 문화가 되었고, 코로나19 시대를 극복하자는 정부의 캠페인에 "한국인에게는 코로나를 극복할 수 있는 DNA가 있다"는 표현이 서슴없이 사용되었다.

신경과학도 그에 못지않은 모습을 보여왔다. DNA와 유전자가 뉴런, 즉 신경세포로 바뀌었지만 기본적으로 동일한 접근방식이 되풀이되었다. 유전자결정론은 '신경본질주의'라는 옷을 입고 무대만 바꾸어 재등장했고, 언론은 지능과 의식意識을 비롯한 인간의 정신활동을 신경과학으로 낱낱이 분석할 수 있다는 믿음을 불어넣었다. 그동안 아무도 쉽게 건드릴 수 없는 인간 고유의 금단의 영역이라 여겨졌던 정신과 영혼까지 과학적 분석과 개입의 대상으로 편입된 것이다. 오늘날 신경과학은 그동안 과학의 대상이 아닌 종교와 철학의 영역으로 여겨졌던 '인간의 정신이란 무엇인가' '의식이란 무엇인가'라는 물음에 대해 자신이 가장 근원적인 답을 할 수 있다는 권위를 강력하게 주장하고 있고, 기능적 자기공명영상(이하 fMRI)과 같은 강력한 가시화可視化 장치들로 무장하면서 실제로 그러한 권위를 상당 부분 인정받고 있다.

이런 맥락에서 신경과학이 우리에게 어떤 도움이 될 수 있는지, 왜 신경과학이 필요한지, 누구에게 도움이 되는지, 신경과학의 발전에 따른 윤리적·사회적 문제는 무엇인지와 같은 중요한 물음들이 간과되거나 충분히 다루어지지 못할 위험성이 있다. 또 신경본질주의와 함께 뇌에 특별한 지위가 부여되면서 과학적 근거가 전혀 또는 거의 없는 여러 속설이 뇌를 둘러싸고 횡행하는 문제점도 심각한 형국이다.

이 글은 신경과학의 등장으로 인한 신경본질주의의 문제, 뇌를 둘러싼 속설, 그리고 신경과학을 둘러싸고 지나치게 부풀려진 기대의 거품과 성급한 제품 개발 등의 상황을 비판적으로 다루면서 시민들의 참여를 기반으로 한 신경과학 커뮤니케이션과 민주적 거버넌스의 필요성을 제기하고자 한다.

피할 수 없는 '신경본질주의'의 대두

근대 이후 생명과학은 '인간이란 무엇인가'라는 물음에 대해 일차적으로 답할 수 있는 권위를 끊임없이 주장해왔다. 최근에는 '신경'이라는 이름표가 붙은 이론과 개념, 그리고 제품이 우후죽순처럼 늘어나면서 어느새 우리 주위에 깊숙이 파고든 이른바 신경본질주의neuro-essentialism에 대한 우려가 제기되고 있다. DNA 이중나선구조를 밝혀낸 프랜시스 크릭Francis Crick은 서슴없이 "우리는 뉴런 다발에 불과하다"라고 말했다. 오늘날 fMRI를 비롯한 영상기술이 발달하고 뇌 연구와 신경과학 연구에 많은 성과가 나타나면서 우리의 마음을 과학적으로 밝혀낼 수 있다는 믿음이 커졌다. 마음을 뉴런 또는 그 연결망으로 이해할수 있고 나아가 인간의 본질 자체가 뉴런으로 환원될 수 있다는 생각이 팽배하고 있다.

저명한 신경과학자 조지프 르두Joseph LeDoux는 이렇게 말했다. "퍼스낼리티에 대한 나의 생각은 매우 간단하다. 당신의 자아, 즉 당신임의 본질은 당신의 뇌 안에 들어 있는 뉴런들 사이의 상호연결패턴을 반영하고 있다는 것이다. 시냅스라 불리는 뉴런과 뉴런 사이의 접합부는 뇌에서 정보의 흐름과 저장이 일어나는 주 통로다. 뇌가 하는 일의 대부분은 뉴런들 사이의 시냅스 전달과 과거에 시냅스를 거쳐간 암호화된 정보의 소환을통해 수행된다."[2]

프랜시스 크릭은 《놀라운 가설》The Astonishing Hypothesis 에서 인

리가 인간으로서 갖는 의도성과 행위능력은 환상이며, '실제'에 있어 우리는 뉴런 다발에 불과하고 우리의 의식은 뇌의 전장claustrum 속에, 자유의지는 전대상구anterior cingulate sulcus 속에 갇혀 있다고 주장한다.[3]

크릭의 이런 주장은 '무자비한 환원주의'라고 할 수 있다. 이러한 근본주의적 환원주의는 분자신경과학자들 사이에서 일반적이지만(신경생리학자와 심리학자들의 경우는 조금 덜하다), 크릭처럼 노골적으로 표현하는 사람은 거의 없다. 오늘날 테크노사이언스들의 거대 장치로 한층 탄력을 받은 이 주장은 철학의 논의를 가로챘다. 지난 2천 년 동안 철학자들은 정신에 대한 자신들의 숙고가 지적인 중심 무대를 차지한다고 생각했다. 그러나 21세기의 신경과학자들에게 정신활동은 뇌 속에서 일어나는 과정, 즉 사람 뇌 속의 뉴런들을 연결시키는 수백 조의 접합 사이에서 신경전달물질이 끊임없이 요동하는 흐름으로 환원될 수 있었다. 따라서 그들의 과학의 임무는 이러한 뇌 과정의 유전학과 생화학, 그리고 생리학을 밝혀내고, 그 과정에서 정신, 그리고 정신을 가진 사람이 단지 "사용자의 착각", 즉 사람이 스스로 결정을 내린다고 착각하지만 실제로는 뇌가 내리는 결정에 불과함을 밝히는 것이다. 그 밖에도 자아, 사랑, 의식을 뇌의 특정 영역에 위치한 것으로 설명하는 일종의 내적 골상학骨相學이라

---

2   조지프 르두, 《시냅스와 자아》, 강봉균 역(동녘사이언스, 2005), 17.

3   프랜시스 크릭, 《놀라운 가설》, 과학세대 역(한뜻, 1996).

불릴 수 있는 대중서들도 발간되었다. 앞에서 언급한 조지프 르두의《시냅스와 자아》, 안토니아 다마지오Antonio Damasio의《데카르트의 오류》Descartes' Error가 그런 책에 해당한다.[4] 그러한 본질주의적 주장들은 거기 사용된 방법론뿐 아니라 그 밑에 깔린 전제 때문에 강한 비판을 받았다.

주로 미국에서 일부 철학자들은 이런 흐름에 동조해 최근 급증하는 '신경'이라는 접두사를 붙여 스스로를 신경철학자라고 개명했다. 그들에게 이성이나 의도—심지어 의식까지도—에 대한 논의는 계산적 신경과학의 엄격한 공식들로 대체되어야 할 '민속심리학'에 불과했다. 사랑, 분노, 고통, 도덕적 느낌 등이 모두 "계산적 뇌"(처칠랜드Patricia Churchland) 속 소프트웨어에 불과하다. "윤리적 뇌"(가징가Michael S. Gazzaniga)에서 "수다쟁이 뇌"(라마찬드란Vilayanur Ramachandran), "느끼는 뇌"(르두), 그리고 "성적인 뇌"(르베이Simon LeVay)에 이르기까지 신경과학자들이 쓴 대중서의 제목들은 점차 분자화되고 디지털화되는 시선을 잘 드러내고 있다. 이 제목들은 잠재적 독자들과 조용한 소비자들의 시선을 끌기 위해 의도적으로 채택되었지만, 동시에 오늘날 당연하게 받아들여지는 시대 정신을 반영하는 것이기도 하다.[5]

한편 신경과학이 발전하면서 정신병학이 신경화학에 둥지를 틀려는 움직임도 나타났다. 이런 경향은 뇌 속의 화학적 불균형

---

4   안토니아 다마지오,《데카르트의 오류》, 김린 역(중앙문화사, 1999).

5   힐러리 로즈 & 스티븐 로즈,《신경과학이 우리의 미래를 바꿀 수 있을까?》, 김동광 역(이상북스, 2019), 38-40.

으로 인해 불안정한 마음이 나타난다는, 광기에 대한 오래된 가정을 기반으로 했다. 그 과제는 어떻게 비정상적인 분자 하나가 병든 마음으로 이어지는지 밝혀내는 것이었다. 이러한 양상은 유전자 연구 초기에 많은 생물학자들이 염기서열이 단 하나만 잘못되어도 질병을 일으키는 유전병을 집중적으로 연구하던 상황과 마찬가지였다. 신경과학에서 이번에는 약리학자들이 이 대열에 참여했다. 오늘날 정신약리학이라 불리는 분야는 뇌와 마음을 회복시키는 화학물질을 찾아내는 것을 목표로 삼고 있으며, 제약산업은 이러한 프로그램을 열성적으로 육성했다.

특정 분자를 특정 정신병 진단과 일치시키려는 목표가 1950년대에 처음 발간된 미국정신병학회의 "정신질환 진단 및 통계편람"Diagnostic and Statistical Manual, DSM 분류체계의 기반이 되었다. 그 결과 DSM 기준에 따르면, 정신병 환자로 간주되는 우울증, 불안증, 조증, 조현병 수가 급격히 증가했고, 그에 따른 잠재적 환자 시장이 확장되었다. 이처럼 실직이나 사별, 이혼 그리고 그 밖의 일상적 불행에 따른 일반적인 정신적 고통의 의료화가 증가했고, 이후 25년 동안 줄어들지 않았다. 이런 과정은 미국정신병학회, 건강보험, 제약산업 사이의 밀접한 관계에 의해 촉진되었다.

1960년대 이후 30년간 점점 더 많은 신경전달물질과 연관 효소들이 발견되었고, 이들은 각기 당시 유행하는 분자가 되었고, 정신적 고통의 원인이 된다고 여겨진 신경분자적 이상異狀의 독특한 원천으로 추정되었다. 더 나은 이론이 없었기 때문에 제약

산업은 정신적 고통을 치료할 정확한 마법 탄환을 발견할 수 있으리라는 희망으로 수천 개의 서로 다른 분자들을 합성하는 이른바 '분자룰렛'molecular roulette이라 불렸던 방법에 호소했다. 이 주먹구구식 경험의존적 방법이 신약 특허의 폭포를 가져왔고, 도파민뿐 아니라 그 밖의 신경전달물질인 아세틸콜린, 감마-아미노-부티르산, 세로토닌, 그 아류인 수용기와 연관 효소들 등에 대한 기대가 부풀려졌다. 그중 하나가 일라이릴리 사의 특이세로토닌재흡수억제제SSRI인 프로작Prozac이었다. 프로작은 1990년대에 행복을 주는 약으로 각광받았다. 이 약은 세계에서 가장 유명한 항우울제가 되었고, 매달 65만 건의 처방전이 발행되었다. 프로작과 경쟁제품인 글락소스미스클라인의 팍실Paxil의 부작용—폭력성 증가와 자살—에 대한 증거가 계속 쌓여갔지만, 일라이릴리 사는 이 약으로 1990년대에 매년 3억 5천만 달러를 벌어들였다. 특허 기간이 끝나고 가격이 떨어지기 전까지, 1990년대에 이들 향정신약의 전체 판매 규모는 매년 760억 달러에 달했다. 이처럼 벼락 경기가 이어지면서 흔히 빅파마Big Pharma라 불리는 거대 제약회사들은 분자신경과학에 자금을 대는 원천이 되었다.[6] "뇌의 10년"은 신경약물을 활성화시켰고, 오늘날 미국 대학교에는 흡연하는 학생보다 향정신성 약물을 사용하는 학생이 더 많은 지경이다.[7]

---

6   Jon Agar, *Science in the Twentieth Century and Beyond* (Polity, 2012), 445-446.

7   마르쿠스 가브리엘, 《나는 뇌가 아니다》 전대호 역(열린책들, 2018), 31-32.

뇌를 둘러싼 잘못된 속설들

오늘날 신경과학은 빠른 속도로 발전하고 있지만, 그동안 뇌에 대해 잘못된 믿음도 많이 확산되었고 지금도 많은 사람이 이런 속설들을 믿고 있다. 거기에는 1990년대에 "뇌의 10년"을 선포하면서 뇌에 대해 다른 신체와 구별되는 특별한 지위를 부여했기 때문도 있다. 뇌는 중추신경계의 중요한 부분이지만 우리의 정신활동이 모두 뇌에서 이루어지는 것은 아니다. 그러나 많은 사람들이 뇌를 정신활동이 일어나는 배타적인 곳으로 여기는 경향이 있다. 우리나라 대중매체에서 '신경과학'이라는 말보다 '뇌과학'이라는 말이 더 많이 사용되는 것도 지능과 의식을 비롯한 인간의 정신활동이 오로지 뇌에서만 일어난다는 이른바 뇌환원주의가 신경신화neuro myth의 일부로 지금도 폭넓게 받아들여지기 때문이다.

이런 속설들은 신경과학의 기반이 전혀 또는 거의 없는 허황된 생각이지만, 이미 잘못으로 판명된 과거의 연구 결과가 그대로 전해지거나 최근 신경과학을 소재로 한 SF 영화들에서 등장하는 허구적 이론이 사실로 잘못 인식되어 여전히 일반인 사이에 폭넓게 받아들여지고 있다.

첫 번째 오해: 뇌의 10% 사용 속설

가장 큰 오해 중 하나는 보통 사람들이 뇌를 고작 몇 퍼센트 정도만 사용하며 아인슈타인 같은 천재 과학자도 뇌의 10% 정도밖에 활용하지 못한다는 식의 속설이다.

지난 2014년에 개봉한 뤽 베송 감독의 영화 〈루시〉는 비록 허구지만 이러한 잘못된 속설을 부추길 수 있는 대표적인 예에 해당한다. 우리나라의 유명 배우가 출연해서 국내에서도 큰 화제가 되었던 이 영화는 주인공 루시가 신경약물을 이용해 뇌를 100% 사용하면서 초능력을 얻게 되는 과정을 허구적으로 그린다.

그러나 이런 생각은 과학적 근거가 전혀 없으며, 사람의 뇌가 무한한 잠재력을 가질 수 있다는 소박한 믿음에 불과하다. 사람의 뇌의 능력을 몇 퍼센트 정도 활용할 수 있다는 생각 자체가 우리의 정신 능력을 컴퓨터의 중앙연산장치CPU 성능이나 저장 용량에 단순 비교하려는 사고방식이라고 할 수 있다. 우리는 흔히 뇌의 정보처리과정을 컴퓨터에 비유하지만, 이것은 단지 비유일 뿐 우리의 뇌와 컴퓨터는 작동하는 방식이 전혀 다르다. 우리 뇌는 컴퓨터의 연산기능이나 정보저장능력에 비교할 수 없을뿐더러 사람의 뇌가 주위 세계를 인식해 의사결정을 내리는 방식에 대한 우리의 이해는 아직 초보적 수준에 불과하다.

사실 우리는 일상적인 활동에서 뇌를 충분히 활용하고 있다. 우리가 매일같이 주위 환경을 보고 듣고 느끼는 감각행위, 무수한 상황 속에서 거의 즉각적으로 내리는 의사결정, 신체의 많은 부분을 움직이는 운동이나 노동, 학습이나 업무를 수행하면서 많은 정보를 기억하고 처리하는 과정은 사실 엄청난 일이나. 사의 매 순간 뇌를 비롯한 중추신경계는 소화, 운동, 면역 등 우리 몸의 다른 시스템들과 유기적으로 상호작용하면서 놀라운 속도로 모든 일을 처리해나간다. 실제로 앞에서도 설명했던 fMRI와 같은 장치로 뇌의 활동을 측정해보면 일상적인 일을 할 때에도 뇌의 여러 영역이 활성화되며, 심지어 잠을 잘 때도 다양한 부분들이 일하고 있음을 알 수 있다.

두 번째 오해: 뇌가 클수록 지능이 높다

또 하나의 속설은 뇌의 크기가 클수록 머리가 좋다는 생각이다. 이것은 역사적으로 아주 오랜 뿌리를 갖고 있다. 19세기에 유럽의 우생학자들은 백인이 유색인종보다 우월하고 남성이 여성보다 머리가 좋다는 편견을 뒷받침하기 위해 두개골을 측정해서 두뇌 용량으로 인종주의와 성차별주의를 정당화하려는 시도를 했다. 인종학人種學의 대가였던 폴 브로카Paul Broca는 이렇게 말했다. "일반적으로 뇌는 노인보다 장년에 달한 어른이, 여성보다 남성이, 보통 능력을 가진 사람보다 걸출한 사람이, 열등한 인종보다 우수한 인종이 더 크다. 다른 조건이 같으면 지능의 발달과 뇌 용량 사이에는 현저한 상관관계가 존재한다."[8] 그러나 이런 생각은 전혀 과학적 근거가 없다는 사실이 밝혀졌다. 만약 뇌의 크기가 클수록 지능이 높다면 코끼리나 고래가

---

8   스티븐 제이 굴드, 《인간에 대한 오해》, 김동광 역(사회평론, 1981), 150-151.

가장 지능이 높은 동물인 셈이 된다. 이런 우생학의 주장은 당시 흑인을 노예로 부리고 여성을 차별하는 근거를 과학에서 찾으려 한 무리한 시도에서 비롯된 것이었다.

비교적 최근까지도 이런 생각이 일반인은 물론 의학자나 생물학자 사이에서도 사라지지 않았다. 가령 천재 과학자 아인슈타인의 뇌가 일반인과 다를 것이라는 믿음이 그런 예에 해당한다. 실제로 독일의 병리학자 토마스 하비Thomas Harvey는 1955년에 아인슈타인이 세상을 떠나자 몰래 그의 뇌를 훔쳐내 천재성의 비밀을 알아내려고 했다. 아인슈타인은 세상을 떠날 때 화장해달라고 했지만, 하비는 그의 뜻과 달리 부검을 한 후 뇌를 적출해 빼돌려서 세상을 떠들썩하게 만들었다. 그러나 연구 결과는 예상과 달리 아인슈타인의 뇌가 정상인에 비해 크지 않고 그외에도 보통의 뇌와 큰 차이를 알아낼 수 없다는 점을 보여주었다. 한 세기에 한 명 태어날까 말까 하는 천재의 뇌가 물리적으로 보통 사람과 다를 것이라는 일반적인 예상이 어긋난 셈이다.

세 번째 오해: 좌뇌와 우뇌

그 외에도 뇌를 둘러싼 속설로 좌뇌와 우뇌의 차이에 대한 과도한 해석을 들 수 있다. 좌뇌형 인간이니 우뇌형 인간이니 하는 식으로 사람을 분류하는 이야기를 흔히 들을 수 있다. 대개 좌뇌는 수학적 계산이나 추론 등 이성적 작용과 연관되고 우뇌는 예술이나 직관 등의 기능에 떨어뜨리는 게의 시나나나. 이런 주장이 전혀 근거가 없는 것은 아니며, 그 뿌리는 19세기까지 거슬러 올라간다.

1860년대 초에 폴 브로카는 매독에 걸린 한 환자가 특이한 언어장애를 나타낸다는 사실을 알아냈다. 그는 들은 말을 그대로 옮겨 적는 것처럼 남이 한 말을 이해할 수는 있었지만, 말을 하려고 하면 알아들을 수 없는 소리만 웅얼거렸다.[9] 뇌의 좌측 전두엽에 언어 기능을 담당하는 이른바 '브로카 영역'이 있다는 사실을 밝혀낸 것이다. 그 후 독일의 신경정신과 의사 칼 베르니케Karl Wernicke도 뇌의 좌반구에서 언어정보를 처리하는 '베르니케 영역'을 발견했다.

이런 과정에서 좌반구와 우반구의 기능이 다르다는 생각이 크게 과장되었다. 최근 연구 결과에 따르면, 시각정보나 청각정보 등 특정한 기능을 담당하는 영역이 뇌의 여러 곳에 있지만 왼쪽과 오른쪽의 기능이 완전히 나뉘어 있는 것은 아니며, 언어 처리도 좌반구뿐 아니라 우반구에서도 함께 이루어진다는 사실이 확인되었다. 1970년대 로저 스페리Roger Sperry는 뇌가 두 개의 반구로 이루어져 있고, 왼쪽과 오른쪽 뇌가 뇌량腦梁이라는 신경다발로 연결되어 있음을 밝혀냈다. 이것은 정보 처리와 인지 기능이 두 반구 중 어느 한쪽에서 이루어지는 것이 아니라 서로 협동해 처리하는 방식이라는 뜻이다.[10] 따라서 좌뇌형 인

---

9   에릭 캔델, 《마음의 오류들: 고장 난 뇌가 인간 본성에 관해 말해주는 것들》, 이한음 역(알에이치코리아 2020), 22-23.

10   Christian Jarrett, *Great Myths of the Brain* (Wiley Blackwell, 2015), 58.

간이나 우뇌형 인간에 대한 이야기를 재미 삼아 할 수는 있지만 과학적으로는 근거가 없는 속설에 불과하다. 좌뇌와 우뇌는 물론이고 뇌를 비롯한 신경계와 우리 몸의 다른 기능을 관장하는 면역계, 소화계, 순환계, 운동계 등이 모두 밀접하게 연관되어 고도의 정신적 활동을 수행하고 있다.

네 번째 오해: 결정적 1001일

아기를 기르는 부모들은 아기의 뇌 발달에 대해 여러 가지 속설을 듣게 된다. 그중에서 가장 많이 거론되는 주장이 이른바 "결정적 1001일" 이론이다. 이 주장에 따르면 아기가 태어나서 첫 1001일 동안이 뇌가 성장하는 결정적 기간이며, 이 기간이 아기가 정상적인 성인으로 성장할지 여부를 결정한다는 것이다. 이른바 "1001일 선언"1001 Days Manifesto은 1001일이 되면 아기의 뇌는 성인 뇌 무게의 80퍼센트에 도달하며, 탄생에서 18개월까지 뇌의 연결이 초당 100만 개의 속도로 생성된다고 말한다. 또 이 기간이 애착, 즉 아기와 돌보는 사람(들) 사이의 유대관계가 형성되는 시기라고 강조한다. 이 주장을 지지하는 사람들은 아기의 사회적·정서적 발달이 그들의 일차 보호자에 대한 애착의 질에 달렸다고 강조한다. 이 주장의 함의는 뇌가 성장의 절정기에 최적의 발달을 이루고 영양 공급을 받는다는 사실을 확실히 아는 것이 매우 중요하며, 아기들이 삶에서 최고의 출발을 하게 하는 것이 무엇보다 중요하다는 것이다.[11]

그러나 이런 주장은 일부만 옳을 뿐이다. 뇌의 초기 발생 과정의 중요한 특징 중 하나는 뉴런과 시냅스의 엄청난 생산 과잉이다. 마치 수많은 정자 중 하나가 확실하게 난자에 도달해 수정하기 위해 무수히 많은 정자가 필요하듯이, 뉴런도 그중 일부가 살아남아서 제대로 배선을 할 수 있도록 엄청난 수의 뉴런이 만들어진다. 그 후 세포 자멸, 즉 프로그램된 세포의 자살과정이 일어나서 잉여 뉴런을 제거한다. 그것은 마치 신경세포들이 자연환경 속에서 동물들이 경쟁하듯이 경쟁하는 것과 같다. 신경세포의 자연선택이라고 할 수 있는 셈이다.

시냅스의 경우에도 흔히 다다익선, 즉 많을수록 좋다는 생각이 일반적이지만 뇌의 발달과정에서 초기에 잉여 생산된 뉴런과 시냅스는 이후 제거와 재구성의 과정을 거친다. 초기 발생과정에서 증식된 것은 점차 제거되고, 성인이 되면 일부 두뇌 영역에서는 세 살 때 존재했던 시냅스 수의 절반 이하만 남게 된다. 신경과학자들은 잉여 시냅스 솎아내기가 사용하지 않는 연결을 제거하고 동시에 남은 시냅스의 효율성을 향상시키는 역할을 한다고 믿는다. 시냅스의 수에 대한 주장의 또 다른 문제점은 일단 시냅스가 만들어지면 그 자리에 계속 머물러 있다는 가정이다. 그러나 실험동물의 뇌를 저속촬영으로 연구하면 시냅스들이 고도로 역동적이며, 끊임없이 변화하고, 사라지고 다시 형성되는 과정을 거친다는 사실을 알 수 있다. 이러한 신경

---

11   힐러리 로즈 & 스티븐 로즈, 같은 책, 100-101.

선택론을 주장하는 학자들은 '넘침'(살아남을 시냅스보다 더 많은 시냅스가 만들어진다), '쓸모'(살아남는 시냅스는 활동 중인 시냅스다), 그리고 '제거'(사용되지 않는 연결은 제거된다)의 세 가지 메커니즘을 지지한다.[12]

기대의 거품: 성급한 제품 개발

신경과학은 아직까지 일반적인 이론을 갖추지 못하고 각개약진 방식으로 진행되고 있는 것이 특징이다. 따라서 과거 생명공학이 DNA와 유전자를 기반으로 하는 포괄적 이론틀을 갖추었던 상황과는 또 다른 양상을 나타낸다.

그 과정에서 나타나는 중요한 문제가 신경과학을 둘러싼 과도한 "기대의 거품"이다. 유럽과 미국뿐 아니라 우리나라에서도 최근 신경과학 열광주의가 나타나면서 뇌파腦波나 뇌전도EEG를 이용해 집중력을 향상시켜 학습능력을 높인다는 제품이 여럿 출시되었다. 의약 분야에서는 이른바 똑똑해지는 약, 공부 잘하는 약이라는 이름으로 리탈린이나 모다피닐 같은 약물이 수험생과 대학생, 직장인 사이에서 널리 사용되고 있다. 원래 주의력결핍과잉행동장애ADHD나 수면장애 치료제로 개발되었던 이 약품들이 과정보다 성과를 중시하는 사회 풍토에 편승해

---

12 주피피 르드, 같은 책, 100 101.

남용되고 있다.

이런 경향은 신자유주의 시대의 생명공학 기술 개발에서 일반적으로 나타나는 양상이다. 약물유전학pharmacogenetics에서 이루어진 일련의 진전은 거대 제약회사들의 적극적인 약품 생산과 전방위적인 선전과 그에 부응한 각국 정부의 지원에 힘입어 임상적 실행은 물론이고 일반인들의 인식까지 크게 바꾸어놓았다. 이런 양상은 특정 질병의 환자를 대상으로 하는 정밀한 타게팅을 넘어서서 일반적인 흔한 질병들까지 유전자와 결부시키는 이른바 유전자화geneticization 양상을 띠게 되었다. 이런 과정에서 가장 크게 작용하는 것이 기대와 전망이다. 애덤 헤지코Adam Hedgecoe와 폴 마틴Paul Martin은 생명공학에서 새로운 기술이 등장하는 과정이 실제로 그러한 기술이 작동하기 때문이라기보다는 이러한 기대와 전망을 생산하는 새로운 사회기술적 연결망을 형성하는 과정에서 만들어진다고 본다. 이 연결망에는 연구자, 기업, 정부의 정책 입안자, 윤리학자 등 다양한 집단이 참여해 기대를 창출하고 사람들이 그러한 기대가 진짜인 것처럼 믿도록 다각도로 지원하는 역할을 담당한다.[13]

이러한 기대 형성은 다양한 분야의 기업, 해당 분야의 학문적 연구자, 연구를 촉진하는 정부, 언제나 독자를 사로잡을 기삿거리를 원하는 언론 등의 연합으로 이루어진다. 이런 양상은

---

13 Adam Hedgecoe and Paul Martin, "The Drugs Don't Work: Expectations and the Shaping of Pharmacogenetics", *Social Studies of Science* 33/3 (June 2003), 327-364.

신경과학에서 훨씬 더 두드러진다. 신경과학은 아직 이론적 토대가 미약한 상황임에도 스스로 기대의 거품을 만들어내면서 다양한 방식으로 정신활동과 정신질환 치료에 대한 개입을 시도하고 있다. 이런 개입은 파킨슨병이나 뇌전증 같은 일부 정신질환 치료에서는 상당한 효과를 거두고 있지만, 개입의 결과는 근본적인 치료를 향한 방향이라기보다는 심각한 증상을 완화시키는 대증요법 양상에서 크게 벗어나지 못하고 있다.

반면 신경과학의 미약한 근거를 기반으로 한 수많은 명상 보조기구들이 출시되고 있다. 이러한 신경과학의 개입 방법은 크게 침습적 방법과 비침습적 방법으로 나뉜다. '침습적'侵襲的은 영어로 'inclusive'이고, '비침습적'은 'noninclusive'에 해당한다. 간단히 설명하자면, 두개골 속으로 전극을 삽입하는 방법이 침습적 기술이고 머리에 밴드나 두건을 써서 두피를 통해 뇌파를 인식하는 기술이 비침습적 기술이다. 따라서 같은 기술이지만 외과적 수술이 필요한지 여부에서 차이가 있는 셈이다.

두 방법은 각기 장단점이 있다. 침습적 방법을 사용하면 훨씬 강한 세기의 뇌파를 수신하고, 또 전극을 통해 정확한 부위에 전기자극을 가할 수 있어 그 효과가 확실하다. 반면 두개골에 구멍을 뚫어야 해서 외과수술이 필수적이기 때문에 그에 따른 위험 부담이 따르고 윤리적 논란이 제기될 수 있다. 그에 비해 비침습적 방법은 외과수술이 필요하지 않고, 뇌에 전극을 삽입한다는 윤리적 문제가 없는 장점이 있다. 반면 두개골과 두피를 통해 감지되고 뇌파를 인식하고, 또 뇌에 전기자극을 가해

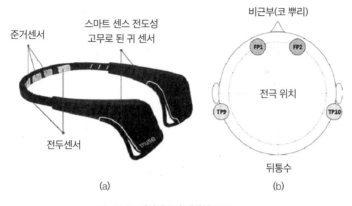

〈그림 1〉 인터락손이 개발한 뮤즈Muse®

치료효과를 얻으려 할 때에도 그 효과가 상대적으로 약하고 부정확할 수 있다.

비침습적 기술을 이용하는 사례로는 최근 판매되고 있는 다양한 뇌파 측정기기나 명상 보조기구를 들 수 있다. 우리 주변에는 비침습적 기술을 이용해 뇌파를 측정하거나 미세한 전류를 흘려 뇌를 자극해서 명상이나 주의력 집중 등 여러 가지 효과를 얻기 위한 다양한 기기들이 이미 출시되어 있다. 우리나라에서 비침습적 기술을 이용한 특허만 벌써 300여 건이 등록되어 있다. 비침습적 방법을 이용하는 웨어러블 기기들은 헤드셋이나 헬멧처럼 머리에 쓰는 장치, 넥밴드처럼 목에 거는 장치나 머리핀 등 다양한 형태다. 〈그림 1〉은 캐나다의 인터락손 InteraXon Inc이 개발한 뮤즈Muse®라는 두뇌 감지 헤어밴드다. 신형인 뮤즈2는 아마존에서 200달러 조금 넘는 금액에 판매되고 있다. 제품 소개를 보면 앞쪽에 있는 세 개의 센서와 좌우의 두

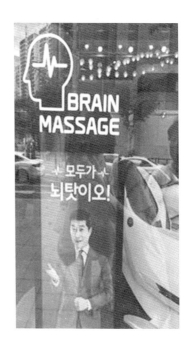

〈그림 2〉 국내의 한 업체가
개발한 뇌 마사지 장치.
"모두가 뇌 탓이오"라는 문구가
두드러진다.

개 전극을 통해 뇌파를 측정해서 명상을 하거나 뇌를 훈련시킬
수 있는 보조장치라고 되어 있다. 아직까지 이런 장치들은 의료
기기가 아닌 마음을 안정시키는 명상 보조기기로 다루어지고
있다. 〈그림 2〉에 예시된 한 국내 업체의 제품은 "모두가 뇌 탓
이오"라는 홍보 문구를 통해 모든 것을 뇌로 환원시키려는 경향
을 잘 보여준다.

사회정책의 '신경화': 조기개입

시사 잡지 〈타임〉 1997년 3월호는 "아기의 뇌는 어떻게 발달하는가"라는 제목의 특집기사를 실었다. 이 기사는 신경과학에서 이루어진 새로운 발견들을 소개하면서 이러한 새로운 통찰이 조기교육과 주간탁아day care와 같은 보육정책을 둘러싼 정치적 논쟁에 새로운 기름을 부었다고 평했다. 그동안 아동발달 전문가들은 가난한 시골이나 도시 빈민가 어린아이들의 정신적 능력 발달을 돕기 위한 취학전 교육 프로그램의 필요성을 주장해 왔지만, 신경과학의 새로운 발견들에 의해 역풍을 맞게 되었다는 것이다. 미국교육협회Education Commission of the States 회장 프랭크 뉴먼Frank Newman은 이렇게 말했다. "뇌 발달에는 시간 척도가 있다. 태어난 첫 해가 가장 중요하다." 세 살이 될 때까지 방치되거나 학대받은 아이들은 그 흔적이 남고, 그 상흔을 지우는 것은 불가능하지는 않지만 매우 어렵다는 것이다.[14]

이처럼 신경과학에서 이루어진 발견을 기초로 교육이나 사회정책에 활용하려는 시도가 여러 나라에서 이루어지고 있다. 아직 우리나라에서는 이러한 움직임이 활발하지 않지만, 특히 영국에서는 2008년 은행 파산 사태가 절정에 달하고 불황이 장기화되자 노동당 정부는 〈정신 자본과 복지: 21세기에 우리 자

---

14 J. Madeleine Nash, "Fertile Minds, From Birth, A Baby's Brain Cells Proliferate Wildly, Making Connections that May Shape A Lifetime of Experience. The First Three Years Are Critical", *TIME* (Feb. 03, 1997).

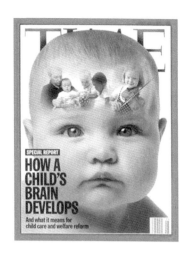

〈그림 3〉〈타임〉1997년 2월 3일자
표지 사진. 아기의 뇌 발달을
특집으로 다루었다.

신을 최대한 활용하기〉Mental Capital and Wellbeing: Making the Most of Ourselves in the 21st Century라는 제목의 미래 예측 보고서를 발행했다. 같은 해인 2008년에 신경과학을 기반으로 조기개입을 주장하는 합동보고서 〈조기개입: 좋은 부모, 위대한 아이, 선진 시민〉 Early Intervention: Good Parents, Great Kids, Better Citizens이 노동당 하원의원인 그레이엄 앨런Graham Allen과 토리당 하원의원 이아인 던컨 스미스Iain Duncan Smith에 의해 발간되었다.

이 '조기개입' 보고서는 앞 절에서 설명했던 "결정적 1001일" 가설을 기초로 한 것이었다. 앨런에게 출생 후 첫 3년은 "사람의 뇌 성장에서 무엇보다 중요한 시기이며…아기의 뇌 속의 시냅스가 출생 시 10조 개에서 3세에 200조 개로 20배나 늘어나는 기간"이다. 이 시기에 아기는 어머니에게 애착을 형성하며, 안전한 환경은 인지와 정서의 충분한 발달을 위한 토대에 해당한다.

'조기개입'의 가정은 시냅스가 많을수록 좋으며, 생후 3년 동안 바람직하지 않은 환경에 처하면 시냅스 수가 영구적으로 축소되어 충분한 연결을 이루지 못한다는 것이다. 이러한 가정의 과학적 근거가 충분하지 않으며 단순히 신경세포나 시냅스의 수가 중요한 것이 아니라는 점은 이미 앞에서 설명했다. 또 '조기개입'을 주장하는 사람들이 자주 언급하지 않는 것은 쥐와 같은 동물실험 결과 결핍된 환경에서 자란 쥐가 나중에 자극이 풍부한 환경으로 옮겨지면 상당 정도 회복된다는 점이다. 따라서 출생 초기의 영향이 항구적이지 않으며 사회적 노력을 통해 극복이 가능하다는 것이다. 서로 다른 유럽 나라의 가정으로 입양된 루마니아 고아들에 대한 추적 연구는 대부분의 아이들이 뇌 성장과 행동적 결과에서 모두 정상 궤적에 근접하는 수준으로 회복될 수 있음을 보여주었다.[15] 따라서 신경과학자들은 '결정적' critical 시기라는 말보다는 '민감한' sensitive 시기라는 용어를 사용하는 편이 적절하다고 말한다.

한편 애착이론도 그 근거가 그리 확고하지 않다. 우리는 엄마와 아기, 또는 부모와 아기의 애착을 둘러싼 이론을 육아서에서 흔히 접한다. 애착 인형을 비롯해 애착을 주제로 한 갖가지 상품들도 범람하고 있다. 애착이론은 1950년대 정신의학자이자 정신분석가인 존 볼비John Bolby가 아이의 정신발달에서 어머니와 아기의 강한 애착에 기반한 유대관계를 강조하며 탄생

---

15 힐러리 로즈 & 스티븐 로즈, 같은 책, 112.

한 것으로 알려져 있다. 그는 동물행동학자인 로버트 힌데Robert Hinde의 연구관찰 방법에서 많은 통찰을 얻었다. 볼비는 이후 붉은털원숭이의 새끼를 어미와 분리시켰을 때 나타나는 장기 효과에 대한 동물행동학적 연구를 기반으로 신생아도 생후 수개월 동안 이러한 애착을 가지도록 프로그래밍되었다는 주장을 제기했다.

그러나 어머니와 아기의 애착을 강조하는 그의 이론이 아버지는 직장에 나가고 어머니가 대부분 전업주부였던 1950년대의 전형적인 핵가족 맥락에서 태어난 것이라는 주장이 제기되었다. 오늘날 맞벌이 가족, 한 부모 양육, 동성 커플 양육, 이혼 후 각기 자신의 자녀를 데리고 재혼하는 혼합가족, 다문화 가정 등 양육 환경이 매우 다양한 상황에서 '어머니=1차 돌봄 제공자'라는 가정을 기초로 한 애착이론은 시대착오적이라는 비판이 이어졌다. 이후 볼비는 자신의 주장을 수정해 생모뿐 아니라 아버지, 일차 돌봄 제공자까지 확장했다. 또 최근의 애착이론가들은 뇌 발달과 애착을 연계시켜 애정을 자기통제와 연관된 오른쪽 뇌의 성숙과정과 결부시키려고 시도하기도 한다. 그러나 일부 사회과학자들은 이러한 주장이 아이에게 사랑이 필요하다는 지극히 당연한 이야기를 이러저러한 신경과학 개념으로 포장해 '신경화'시키려는 시도라고 비판한다.[16]

---

16 위의 책, 119-123.

시민 참여를 통한 신경과학 커뮤니케이션

최근 각국 정부가 앞다투어 미래의 핵심 기술로 신경과학을 선정하고 대규모 연구 프로젝트들을 수행하면서 신경과학 연구가 빠른 속도로 진행되고 있다. 지금까지 간략하게 살펴보았듯이 이러한 정부 주도의 연구 경향은 신경과학 연구를 진작시키는 데 긍정적인 요인으로 작용한다. 그러나 다른 한편으로 이런 경향은 신경과학에 대한 과도한 기대의 거품을 낳고 뇌를 둘러싼 속설과 같은 '신경신화'를 확산시키는 문제를 낳으며, 대중매체들은 신경과학기술의 발전을 낙관하는 장밋빛 전망을 여과 없이 전달하는 데 치우쳐 신경과학기술을 둘러싼 윤리적·사회적·철학적 쟁점들을 공론화시키는 데 제대로 역할을 하지 못하고 있다.

그동안 대중매체들은 신경과학의 새로운 개념이나 이론을 사람들에게 쉽게 이해시키기 위한 일방향적 소통에 주력해왔다. 이것은 흔히 과학 대중화science popularization라 불리는 전통적인 소통 방식에 해당하며, '결핍모형'deficit model의 접근방식이라고 할 수 있다. 결핍모형이란 대중이 과학지식을 많이 알지 못하는 것을 인지적 결핍cognitively deficit 상태로 보고, 과학에 대해 우려하는 원인을 모두 이러한 인지적 결핍에서 찾으려 하는 접근을 뜻한다. 다시 말해 일반 대중이 새로운 과학지식을 얼마나 많이 알고 있고, 그 지식이 얼마나 정확한가에 집중하는 접근방식이라고 할 수 있다. 그러나 1990년대 이후 대중과 과학의 관계 및 과학 커뮤니케이션의 새로운 접근방식인 '대중의 과학이해'Public Understanding of Science, PUS가 전통적인 결핍모형을 비판하며 등장했다. PUS는 핵 문제나 생태계 파괴 문제 같이 과학을 둘러싼 불확실성이 증대하고 환경운동 등을 통해 대중이 과학기술과 연관된 논의와 의사결정에 적극적으로 참여하는 등 과학과 대중을 둘러싼 상황이 변화하고 있음을 지적하면서, 과학자로부터 일반 대중으로의 일방향적 커뮤니케이션 모형을 비판했다.[17]

마틴 바우어Martin W. Bauer와 동료 연구자들은 PUS 25년을 되돌아보며 대중의 과학이해의 패러다임을 크게 세 시기로 구분했다.[18] 첫 번째 시기의 과학소양Scientific literacy 패러다임에서 중시된 것은 대중의 과학적 무지였고, 해결책은 과학교육의 강화였다. 두 번째 시기의 PUS 패러다임은 주로 대중의 과학에 대한 태도, 특히 과학에 대한 부정적 태도가 문제였고, 해법은 이해를 높이는 것이었다. 세 번째 시기에 해결해야 할 문제는 신뢰, 즉 전문가와 대중 상호 간의 불신이었다. 광우병 문제로 호된 곤욕을 치렀던 영국 상원의 특별위원회는 2000년에 발간한 〈과학과 사회 보고서〉에서 과학정책에 대한 대중의 직접적

---

17 결핍모형과 PUS에 대해서는 다음 문헌을 참조하라. 김동광, "과학대중화의 새로운 시각: 대중의 과학이해PUS를 중심으로", 참여연대 과학기술민주화를위한모임 편, 《진보의 패러독스》(당대, 1999), 42-61.

18 Martin, B. W.·Nick, A.·Steve, M., "What can we learn from 25years of PUS survey research? Liberating and expanding the agenda", *Public Understanding of Science*, 16(1)(2007), 79-95.

인 참여가 이제 더 이상 선택사항이 아니라 "일상적이고 필수 불가결한 과정의 일부"라고 선언했다.

이처럼 일반 대중의 참여를 통한 과학 커뮤니케이션의 흐름은 신경과학 분야에서도 예외 없이 이어지고 있다. 신경과학에 대한 대중의 관심이 높아지면서 미국을 비롯한 여러 나라에서는 1990년대부터 뇌 연구에서 이루어진 진전과 그 혜택 및 우려에 대한 대중의 인식을 높이고, 일반 시민들이 이해할 수 있도록 과학 정보를 쉽게 전파하기 위한 노력이 시작되었다. 신경과학이 빠른 속도로 발전하면서 신경과학이 가져올 수 있는 윤리적·법률적·사회적 의미ELSI에 대한 관심도 크게 높아졌다. 최근 많은 나라들이 신경과학의 대중 커뮤니케이션을 활성화시키기 위해 노력하고 있다.

미국을 비롯한 여러 나라들이 신경과학에 대한 대중의 이해를 높이고, 시민들의 적극적 참여를 기반으로 한 커뮤니케이션을 안정적으로 연구하고 실행에 옮길 수 있는 플랫폼을 구축해왔다. 오늘날 시민 참여를 기반으로 한 뇌신경윤리 커뮤니케이션은 신경과학 연구의 중요한 부분이다.

1990년 미국은 가장 먼저 "뇌의 10년"을 선언했고, 이후 신경과학이 하나의 분야로 수립되었다. 신경과학에 대한 관심이 높아지고 대중문화에서 신경과학과 연관된 논의가 크게 늘어나면서 연구자가 아닌 보통 사람들의 이야기와 토론에서도 신경과학의 이론이나 개념이 영향을 미치게 되었다. 가장 주목할 만한 진전은 fMRI가 신경과학의 표준적인 방법론적 장치로서 수

립되었다는 것이다. 신경과학과 관련된 연구가 급증했고, 과거에 전통적으로 인문학이나 사회과학의 영역에서 그 해결책을 구했던 많은 문제들, 가령 종교·사랑·예술·범죄·정치 등이 신경과학의 연구 주제로 등장하기 시작했다.[19]

2002년부터 '신경윤리 분야에 대한 맵핑'Neuroethics: Mapping the Field이라는 컨퍼런스를 열었고, 2004년과 2005년에는 미국과학진흥협회AAAS가 신경과학과 법, 신경윤리와 종교에 대한 토론회를 개최했다. 미국의 경우 대중 참여의 움직임은 주로 교육과 대화의 형태로 이루어졌다. 교육은 대체로 신경과학에 대한 대중의 이해를 높이고 신경과학 연구에 대한 긍정적 인식을 확산하려는 시도였다. 대화는 신경과학에서 이루어진 발견의 사회적 의미를 둘러싼 토론을 통해 이러한 주제를 공론화시키려는 시도였다.

이러한 활동에서 중요한 구심점 역할을 수행하는 것은 '다나 얼라이언스'Dana Alliance for Brain Initiatives, DABI라는 비영리기구다. 미국과 캐나다, 유럽의 DABI에는 400명이 넘는 신경과학자들이 포함되어 있으며, 그중에는 노벨상 수상자도 열다섯 명이나 된다. 이 단체의 역할은 뇌 연구에서 이루어진 진전과 그 혜택에 대한 대의 인식을 높이고, 일반 시민들이 이해할 수 있도록 과학 정보를 쉽게 전파하는 것이다.

---

19 Cliodhna O'Connor and Helene Joffe, "How has neuroscience affected lay understandings of personhood? A review of the evidence", *Public Understanding of Science*, 22(3) (2013), 254-268.

1993년에 공식 출범한 DABI는 심포지엄, 포럼, 워크숍을 열거나 후원하고, 뉴스레터와 논문을 발간하고 토론을 조직하는 등의 활발한 활동을 하고 있다. 2005년에는 다나출판사에서 마이클 가자니가가 《뇌는 윤리적인가》 *The Ethical Brain*라는 책을 발간했다. 이외에도 신경과학학회Society for Neuroscience, SfN와 같은 단체들이 대중 교육을 담당하고 있다.

캐나다도 신경과학에 대한 대중의 참여를 독려한다. '신경과학, 정신건강과 중독 협회'Institute of Neuroscience, Mental Health and Addiction, INMHA가 이러한 활동을 수행하고 있다. 특히 몬트리올에 있는 더글라스 병원 연구센터에서는 신경과학이나 정신질환 관련 영화를 무료 상영하고, 신경과학자들이 영화평 및 청중과의 질의응답 시간을 가지는 행사를 열기도 했다. 〈뷰티풀 마인드〉(조현병), 〈레인맨〉(자폐증), 〈폴락〉(알코올 중독), 〈7월 4일생〉(외상 후 스트레스 장애) 등이 상영되었다.

영국의 경우 런던 과학박물관에 있는 다나센터Dana Center가 대중 참여의 새로운 중심으로 부상했다. 이 센터는 젊은 성인들을 대상으로 신경과학의 다양한 주제들에 관한 토론과 강연을 열고 있다. 제임스 왓슨James Dewey Watson이 웹캐스트 토론에 참여하는 등 명사들을 참여시켜 대중의 관심을 촉구하는 노력도 하고 있으며, 대서양을 사이에 둔 미국의 DABI와 합동으로 '윤리적 뇌'를 주제로 한 비디오 컨퍼런스를 열기도 했다.

1990년대에 유럽에서 가장 먼저 "뇌의 10년"을 선언하면서 신경과학 연구와 대중화를 시작한 이탈리아도 '뇌 인식 주간'

행사를 열고 있으며, 이탈리아 신경과학연구소National Institute of Neuroscience는 대중의 신경과학 소양을 높이는 것을 주된 목표로 삼고 있다. 텔레비전, 잡지, 대중 강연 등이 활발하게 이루어지고 있고, 특히 고등학생을 대상으로 많은 행사가 기획되는 점이 특징이다.

대중의 과학이해를 위한 활동에서 오랜 역사를 가지고 있는 스웨덴은 왕립 스웨덴 과학아카데미가 많은 활동을 벌이고 있으며, 《어린이의 뇌》The Brain of the Child라는 책을 발간하기도 했다. 또 '스웨덴 뇌 재단'은 매년 컨퍼런스를 개최하고 있다. 스웨덴의 특징적인 활동은 지역 과학박물관이나 학교 등과 연계해 다양한 활동을 조직하고, 공공 웹사이트 'Forskning'을 중심으로 신경과학의 다양한 결과를 공유한다는 점이다. 스위스도 과학 페스티벌 행사로 '뇌인식주간'Brain Awareness Week을 열었고, 특히 '과학카페'cafés scientifiques 토론회를 통해 신경과학자들과 대중들이 격의 없는 대화를 나눌 수 있는 기회를 마련했다.

이웃 나라 일본은 노령화가 가장 빨리 진행되는 국가 중 하나로 치매와 뇌 연구에 많은 관심을 기울이고 있다. 2003년부터 정상적인 뇌 기능을 유지하고 뇌를 발육하는 데 초점을 맞춘 '두뇌육성'Nurturing the Brain이라는 연구계획을 시작했고, 뇌인식주간 행사를 개최했다. 또한 교육열이 높은 일본은 뇌 발달의 여러 단계에 대해 사회적 관심이 높기 때문에, '어느 시기에 영어를 가르치는 것이 가장 효과적인가?' '비디오게임, 스마트폰, 애니메이션이 아이들에게 미치는 영향은 무엇인가'이 같은 제에 대중적 관심이 쏠려 있다. 따라서 뇌 건강을 유지하고 어린이들의 뇌를 발육시키는 데 있어 신경과학의 역할과 윤리가 주된 관심사다. 2005년에는 일본 신경과학회 주최로 "뇌 발육의 신경윤리"라는 심포지엄이 열리기도 했다.[20]

우리나라에서도 지난 2007년 교육과학기술부가 21세기 프런티어 연구개발사업의 일환으로 '뇌 기능 활용 및 뇌질환 치료기술 개발 연구사업'을 시작했으며, 그 한 부분으로 '뇌 연구의 ELSI에 관한 연구'가 시작되었다. 2009년부터는 교육과학기술부 뇌프론티어 사업단의 지원으로 '신경인문학연구회'Society for Neurohumanities가 발족하여 관련 연구를 수행했다. 이 연구회는 신경과학, 의학, 법학, 철학, 인지과학, 과학기술학 등의 다양한 지적 배경을 지닌 연구자들이 신경과학과 관련된 윤리적·법률적·사회적 문제들을 함께 연구했다. 연구회는 신경과학 연구자와 인문학자 간의 교류, 연구자와 시민과의 소통을 통해 신경과학 연구에 대한 시민의 이해를 높이고 이에 대한 사회적 신뢰를 구축하기 위한 활동으로 월례 세미나, 포럼 및 학술대회 개최, 교육사업, 해외서 번역 등을 수행했다.

2017년부터는 신경윤리 연구자들의 모임인 뇌신경윤리연구회가 신경윤리연구 자문회의를 매월 개최했고, 2020년에 한국

---

20 각국의 신경과학 대중 커뮤니케이션 내용은 다음 문헌을 기초로 정리한 것이다. Judy Illes·Colin Blakemore·Mats G. Hansson·Takao K. Hensch·Alan Leshner·Gladys Maestre·Pierre Magistretti·Remi Quirion·Piergiorgio Strata, "International perspectives on engaging the public in neuroethics", *Nature Reviews Neuroscience* Vol 6 (Dec. 2005), 977–982.

생명윤리학회 산하 신경윤리연구회로 조직되었다. 또 2017년에 대구에서 1회 국제신경윤리회의Global Neuroethics Summit가 개최되어 전 세계 신경윤리 전문가들이 보편적인 신경윤리 질문들을 논의하고 공통 주제를 도출했으며, 문화적 특수성을 고려한 이슈 발굴을 위해 아시아 국가들 간의 협업 필요성도 제기했다. 이 회의는 이후 2018년 서울, 2019년 대구에서 연이어 개최되었다. 2019년 회의에서는 신경윤리에서의 대중 참여에 대한 범위 정의, 참여 방법 및 목표에 대한 논의가 이루어졌다.

또 2019년부터 정보통신부의 미래뇌융합기술개발사업의 일환으로 신경윤리 연구가 시작되어 매년 일반 시민들이 참여하는 대중 토론회를 개최했다. 2019년에는 "신경과학, 우리의 미래를 바꿀 수 있을까?: 시민이 묻고 전문가가 답하다", 2020년에는 코로나19로 인해 "인간, 머리에 칩을 심다: 침습적 신경과학기술의 현황과 윤리적 쟁점"을 주제로 온라인 대중 토론회가 개최되었다.

세계가 하나 되어

신경윤리의 세계 공조

정성진

서울대학교 이학박사, 하버드 의과대학 및 매사추세츠 종합병원과 보스턴 어린이병원의 박사후과정을 거쳐 현재 한국뇌연구원 책임연구원이다. 국제뇌과학기구(IBRO) 사무총장, 아시아오세아니아 뇌과학연맹(FAONS) 사무총장, 국제신경윤리회의(GNS) 공동의장을 맡고 있다. 뇌의 발달과정과 발달장애를 연구하는 신경과학자이며, OECD와 WEF 등 국제기구들과의 협력과 국내외 신경윤리 거버넌스에 기여하고 있다.

주요 국가의 뇌과학 프로젝트

20세기 말부터 많은 과학 분야는 집단지성을 기반으로 하여 과학적 지식을 '빅데이터'화해 수집된 정보를 함께 활용하는 계획을 세웠다. 가장 대표적인 사례는 인간 유전체 해독을 위한 게놈 프로젝트(1990-2003)와 블랙홀 생성 시 발생하는 중력파 검출을 위한 라이고 프로젝트(레이저간섭계중력파관측소, 2002-)다. 이에 견줄 만한 뇌과학 프로젝트는 유럽과 미국이 2013년부터 시작했고, 일본·중국·한국을 비롯한 많은 국가가 프로젝트에 착수함으로써 뇌과학 발전을 위해 박차를 가하고 있다.

주요 뇌과학 강국들이 국가 차원의 뇌과학 프로젝트를 시작하면서 글로벌 수준의 뇌과학협의체를 구성하는 것이 필요하다는 목소리가 높아졌다. 2016년 9월 카블리재단에서 지원하고 록펠러 대학과 컬럼비아 대학에서 주최하여 기국의 뇌과학 프로젝트를 소개하면서 UN 본부에 국제뇌연구협의체International Brain Initiative(이하 IBI)를 함께 설립하자고 선언했다. 이후 2017년 호주 캔버라에서 IBI 선언문을 채택하고 공식적으로 협의체의 시작을 알렸다. 그리고 2018년 제1회 IBI 공식회의가 한국뇌연구원Korea Brain Research Institute(KBRI, 한국 대구 소재)에서 개최되었다.

IBI의 목표는 글로벌 뇌과학 공동체를 구성해 뇌에 대한 근본적인 이해와 이를 질환 극복 및 인공지능 개발 등에 활용하는 등 과학기술 혁신을 도모하고, 뇌과학기술 진보에 따른 윤리적 이슈에 공동으로 대응 방안을 모색하는 것이다. IBI 산하에 데이터 공유위원회, 인벤터리 위원회, 기술 및 툴 공유위원회, 교육 및 훈련 위원회, 뇌신경윤리 위원회 등 다섯 개의 실무위원회가 구성되어 있으며, 일반 대중에게 신경과학의 이해를 돕기위한 다양한 활동을 계획 중이다.

특히 IBI 산하의 뇌신경윤리위원회는 글로벌신경윤리서밋Global Neuroethics Summit을 2017년에 조직하여 미국 에모리 대학의 카렌 로멜팬거Karen Rommelfanger 교수와 한국뇌연구원 정성진 박사의 주도로 매년 한국에서 연차대회가 개최된다. 뇌신경윤리서밋은 다음과 같은 내용으로 신경윤리에 대한 이슈 대응을 위해 활동하고 있다.

의의: 뇌신경과학 및 응용기술의 발달로 발생할 수 있는 사회적·윤리적·법적 문제를 고찰하고 선제적으로 대응하기 위한 국제 유일의 협의체.

<표 1> **주요 국가들의 뇌과학 정책 및 투자 현황**

	정책 이름	투자액	목표 및 현황
미국	뇌과학 주도권 BRAIN Institute[1] (2013-2025)	45억 달러 (5조 3000억 원)	뇌 활동의 포괄적 지도 작성 • 브레인 2.0 보고서 발간 (2019년 6월).
유럽연합 EU	인간 뇌 프로젝트 Human Brain Project·HBP (2013-2022)	10억 유료 (1조5000억 원)	인간 뇌의 디지털 재구성 및 뇌질환 치료약물 효과 예측 플랫폼 개발. • 생각기계Thinking Machine 공개(2019년 4월).
일본	브레인 프로젝트 브레인/마인즈[2] (2014-2024)	400억 엔 (4400억 원)	뇌와 마음의 건강대국.
중국	중국 뇌 프로젝트 China Brain Project (2016-2030)	미정	영장류 메조Mezo 스케일 뇌지도 작성을 통한 대뇌의 인지기능, AI 기술을 일체양익 연구.
한국	3차 뇌연구촉진 기본계획 (2018-2027)	연간 2000억 원 이상	뇌의 근원적 이해, 뇌질환 극복, 뇌 신기술 창출.

목적: 각국 뇌과학 프로젝트 대표자의 국가별 프로젝트 목표와 이에 따른 신경윤리 이슈, 국제협력 방안에 따른 실천계획 논의 및 협의.

---

1 BRAIN Initiative : The Brain Research Through Advancing Innovative Neurotechnologies® (BRAIN) Initiative
2 Brain Mapping by Integrated Neurotechnologies for Disease Studies (Brain/MINDS)

글로벌 뇌과학 공동체 구성을 통한 뇌에 대한 근본적 이해, 이를 통한 질환 극복 및 인공지능 개발 등에 활용 등 과학적 기술 혁신 및 기술 진보에 따른 윤리적 대응 방안 모색

구성	참여 국가 브레인 프로젝트
	참여 기관 및 기구

주요 역활	Global Inventory of Brain Projects	• 주요 국가별 브레인 프로젝트들의 연구비 출처, 비용, 타임라인, 전반적인 미션, 특정 결과물 및 협력방안 등을 체계적으로 조사하여 목록화.
	Neuroethics	• 신경윤리 커뮤니키 구축. • 신경윤리 관련 커리큘럼 및 연구를 위한 아이디어-인큐베이터.
	Tool and Technology Dissemination	• 연구 촉진을 위한 기술 공유 및 전파.
	Data Sharing and Standards	• 기존의 글로벌 연구, 국제 신경과학 관련 학회 및 신경과학자들 간의 데이터 조화 메커니즘 구현.
	Training and Education	• 미래 신경과학자들을 위한 글로벌 연구 관점 및 신경과학의 이점을 모두 수용하는 혁신적 교육 기술.

구성: 각국 뇌연구 프로젝트 신경윤리 대표자 및 관계자 등.

세계 각국의 뇌과학 프로젝트가 착수된 이래 가장 먼저 이슈가 된 분야는 뇌신경윤리 분야였다. 이는 신경과학기술의 발전으로 인해 기존의 과학기술에 의해 발생되는 이슈를 뛰어넘는 상황이 예상되기 때문에 다양한 법적·사회적·윤리적 이슈에 대해 고민해보자는 취지라고 할 수 있다. 또한 다른 과학기술 분야의 경우 윤리에 대한 고민과 대응이 기술로 인해 문제가 발생했을 때 윤리학자들에 의한 사후 대책 수준의 대응과 과학기술 개발에 대한 컨트롤을 위한 측면이 많았다면, 신경과학기술은 신경과학자들의 자발적 대응이 필요하다는 목소리와 함께 기술 수요자인 대중에게 신경과학기술에 대한 이해도를 높이면서 사회적·윤리적·법적·문화적 관점에서의 다양한 대응 활동을 한다는 점이 매우 이례적이라 할 수 있다.

국내외 신경윤리의 기반

이제 지구촌의 다양한 전문가들과 대중의 협력으로 뇌신경윤리 분야가 어떻게 발전해왔는지 그간의 발자취를 돌아보자. 뇌신경윤리에 대한 연구는 1993년 미국의 아넬리스 폰티어스 Anneliese A. Pontius가 '뇌신경과학의 ELSI 연구'라는 제목으로 신경과학 이슈에 대한 ELSI Ethical, Legal, Social Implication(윤리적·법적·사회적 함의) 연구를 최초로 수행하여 보고했다. 2007년에는 국제뇌신경윤리학회International Neuroethics Society가 출범하여 뇌신경윤리에 대한 글로벌 수준에서의 본격적 논의가 시작되었고, 2008년에 전문잡지 〈뉴로에틱스〉Neuroethics가 창간되었다.

국내에서는 2007년 당시 교육과학부 뇌프론티어 사업단의 지원 아래 신경과학·의학·법학·철학·인지과학·과학기술학 등의 다학제 연구자들이 모여 '신경인문학연구회'를 만들었다. 연구회는 관련 서적을 번역하고 학술활동의 결과물을 책으로 출판하기도 했으나 뇌프론티어 사업 종료 후 해체되었다. 이후 2017년 과학기술정보통신부의 지원으로 회로망사업(일명 뇌지도사업)Brain Connectome이 5년간 수행됨에 따라 이 사업을 한국브레인이니셔티브Korea Brain Initiative라 명하고, 이에 따라 한국도 IBI에 참여할 수 있게 되었다. 한국의 뇌과학 프로젝트가 착수되어 한국뇌연구원과 한국과학기술연구원KIST 주도로 연구가 수행되었으며, 한국뇌연구원은 신경과학·뇌공학·의학·철학·법학·심리학·과학사회학 등의 다학제 연구자들로 구성된 '뇌신경윤리연구회'를 조직하도록 지원하여 현재까지 활동을 이어가고 있다.

뇌신경윤리연구회는 초대 회장 이인영 교수(홍익대학교 법과대학)를 중심으로 2017년 '신경윤리위원회 구성을 위한 추진 전략' 연구를 수행했고(연구책임자 이인영), 2018년에는 '뇌신경과학기술 인간 적용에 대응한 사회 윤리적 고찰' 연구를 수행했다(연구책임자 류영준). 2019년에는 국내에서 처음으로 한국연

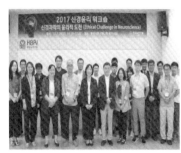

제1회 뇌신경윤리 워크숍.

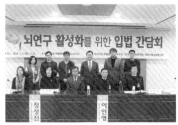

뇌 연구 활성화를 위한 전문가 초청
입법 간담회.

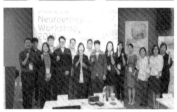

제2회 뇌신경윤리 워크숍.

구재단(미래뇌융합사업, 연구책임자 류영준)의 지원을 받아 뇌신경윤리 분야의 연구과제가 현재까지 이루어지고 있다. 또 뇌신경윤리 워크숍과 뇌 연구 활성화를 위한 입법 간담회 등을 개최해 국내에서 뇌신경윤리 분야에 대한 이해를 확산하고 뇌신경윤리 관점에서의 신경과학 활성화를 위한 다양한 방법을 모색했다. 최근 세계 최대의 전기전자공학학술단체인 IEEE Institute of Electrical and Electronics Engin... 와의 협업을 통해 신경과학기술의 현재와 미래를 살펴보고, 우리 실생활에 밀접하게 다가올 의료, 게임, 교육과 심지어 법정에서의 활용성에 대한 다양한 분야에서의 법적·사회적·윤리적·문화적 함의를 도출하여 신경윤리 지침을 만들기 시작하는 등 의미 있는 활동을 함께 했다.

세계가 함께하는 신경윤리

UN이 제안한 신경윤리 국제연합체 첫발

IBI를 처음 추진하자고 제안하고 지원한 기구는 UN으로, 글로벌 뇌과학 프로젝트를 선언하고 지속가능한 뇌 연구를 위해 법·정치·사회 및 신경윤리 관련 국제 공조의 필요성을 제시했다. 특히 2017년 2월에 개최된 UN 본부 회의에서는 신경윤리 연합체 등의 구축을 통한 신경윤리 대응을 위한 실제 방안을 마련하고, 국제기구, 각국 정부, 민간단체 및 기관의 구체적 역할과 투자 등 정책적 전략을 모색하도록 제안했다.

민간 주도의 자발적 신경윤리 협력 체계

앞서 언급한 바와 같이 IBI 산하의 뇌신경윤리위원회 역할을 하는 글로벌신경윤리서밋은 신경과학 및 응용기술의 발달로 발생할 수 있는 사회적·윤리적·법적 문제를 고찰하고 이에 선제

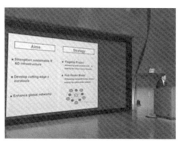

글로벌 뇌과학 프로젝트 선언을
위한 UN 부속회의.

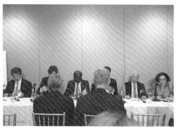

IBI UN 미팅.

적으로 대응하기 위한 국제 유일의 협의체다. 특히 그동안 대부
분의 과학기술과 관련된 윤리 분야에서는 포함하지 않았던 문
화적 관점에서의 고찰도 포함하기로 했다. 왜냐하면 이전의 윤
리는 대부분 서양인의 철학적·문화적 관점으로서, 동양의 문
화적 관점이 배재되어 많은 부분이 한쪽으로 치우쳤다는 의견
이 많았기 때문이다. 국제신경윤리회의는 각국 뇌과학 프로젝
트 대표자의 국가별 프로젝트 목표와 이에 따른 신경윤리 이슈,
국제협력 방안에 따른 실천계획을 논의하고 협의해왔다. 각 국
가 뇌연구 프로젝트에 참여하는 신경윤리 대표자 및 관계자 등
으로 구성된 위원회는 국제신경윤리회의 개최를 통해 뇌신경윤
리 관련 글로벌 의제를 도출하고 관련 분야의 국제 협력을 주도
해왔다. 특히 2017년에 〈뉴런〉에 게재된 0 미 릭 뇌과학 연구를

위한 신경윤리적 질문에 대해 논하고 있으며, 이는 신경과학 연구자와 신경윤리학자들에게도 많은 영향을 주었다. 그 주요 내용은 다음과 같다.

Q1. 질환 연구를 위한 다양한 모델이 개인적·사회적으로 미치는 잠재적 영향은?

사회적 혹은 개인적인, 문화적 충돌과 결과를 해석할 때 오류.

Q2. 연구재료(대상), 데이터에 대해 윤리적 차원에서 용인될 수 있는 표준화 작업은 무엇이며, 이를 위해 국제 협력 차원에서의 전략은?

뇌 기증에 대한 기본적인 개념 정립, 인간 대상 데이터, 프라이버시에 대한 고려점.

Q3. 연구실에서 개발되는 다양한 뇌 시스템에 대한 도덕적 차원에서의 제한 기준 마련은? (신경회로에 대한 조작[신경조절물질 같은]에 대해 용인될 수 있는 도덕적 범위)

신경과학기술과 대상 모델에 대한 최적의 연구 수행을 위한 윤리적 표준 및 가이드라인.

Q4. 인간의 자율성에 영향을 줄 수 있는 뇌기능 조절/조작 (개입)에 대한 기준은?

피험자 혹은 사용자를 위해 적절한 자율성과 자유의지에 대해 담보할 수 있는지, 이를 어떤 방법으로 측정할 수 있을지.

누가 이에 대한 책임을 질 것인지(법적·경제적·사회적 차원에서의 영향을 두고 봤을 때).

Q5. 뇌과학기술이 사용될 수 있는 상황과 그렇지 못할 상황은 어떤 것들이 있는지?

어떤 기술이 오용 가능성이 있는지 혹은 연구실에서만 가용하도록 할 것인지.

연구 성과로 인해 경제적 이익이 발생할 때 모든 이해당사자가 동일한 편익을 취하게 할 것인지, 그 편익을 취한 사람에게 최종의 책임이 있는 것인지.

신경윤리 글로벌 정책

OECD Organisation for Economic Co-operation and Development에서는 다양한 이머징 과학기술에 대한 가이드라인과 정책 제안서를 마련해왔으며, 이머징 과학기술 중 바이오·나노·융합기술 Biotechnology, Nanotechnology and Converging Technologies, BNCT 작업반을 통해 신경과학과 뇌신경윤리에 관한 논의를 2017년부터 주도해왔다. OECD 신경기술과 사회전문가 회의(2016년 9월 14일 미국 워싱턴, 미국 국립과학원NAS)에서 신경과학기술에서의 투명하고 책임 있는 연구 혁신Open and Responsible Innovation in Neurotechnology에 관한 국제 가이드라인을 위한 초석을 마련하고 뇌과학 및 신경기술의 윤리적·법적·사회적·규범적·경제적 측면을 평가하고 관련 분야의 원칙 및 선례 발굴과 시민사회 참여 등 새로운 형태의 국제협력 촉진 방안을 마련했다.

2017년, OECD 뇌과학의 책임 있는 혁신 강화Strengthening responsible innovation in brain science 워크숍을 개최하여 각국의 뇌연구 프로젝트 추진에 따른 신경윤리 관련 이슈에 대한 글로벌 협력 체계의 필요성 인식 및 인력양성 방안 마련 등에 대해 논의했고, 2018년에는 중국 상하이에서 워크숍을 주최하여 뇌과학 프로젝트와 관련된 신경기술의 트렌드, 기술개발과 함께 고려해야 할 신경윤리 관점에서의 문제, 과학기술의 응용 및 활용을 위해 해결해야 할 난제 등에 대해 제안했다. 2020년에는 책임 있고 안전한 뇌과학을 위한 9개의 권고안을 채택해 발표함으로써 각국의 뇌과학 프로젝트에 뇌신경윤리 권고안을 고려하도록 제안했다. 2021년에는 9개의 권고안 이행을 위해 각국의 전략을 공유하고, "사회의, 사회를 위한 신경기술"의 개념에 필수적인 사회적 숙의, 책무와 신뢰에 대한 사안에 주력하여 워크숍을 개최했다.

OECD 뇌과학을 위한 9개 권고 항목

1. 책임 있는 혁신 과학의 진흥
2. 안전 우선의 뇌과학
3. 광범위하고 포괄적인 뇌과학 증진
4. 협력연구를 위한 환경 조성

5. 사회적 숙의 독려

6. 감독 및 자문단 구성 및 역량 강화

7. 개인 뇌 정보 및 관련 정보에 대한 보호

8. 공공 및 개인 등 일반 대중을 위해 뇌과학 이해를 도모할 수 있는 관리 및 믿음을 증진시킬 수 있는 문화 조성

9. 뇌과학기술의 오용 및 의도치 않은 사용 가능성에 대한 예측 및 모니터링 시스템 운영

뇌질환 극복을 위한 신경윤리학적 대응

다보스포럼으로 잘 알려진 세계경제포럼World Economic Forum은 빠르게 발전하고 있는 뇌과학기술의 산업적 파급효과가 큰 것으로 예상하여 2018년 글로벌미래협의회Global Future Council에 뇌과학기술 분과를 조직하여 향후 뇌신경과학기술이 신경정신의학에서 활용될 가능성이 점차 증가함에 따른 뇌신경윤리학적 대응을 위한 보고서를 채택했다. 특히 정신질환과 퇴행성 뇌질환 등의 검진과 조기진단을 위한 다양한 뇌과학기술 개발 및 환자 개인의 건강정보에 대한 윤리적 기본 검토 의견에 대해 논의했다.

책임 있는 전문가 양성을 위한 국제뇌과학기구

80여 개 나라의 94개가 넘는 뇌신경과학 관련 학회 및 기관

을 통합하는 국제뇌과학기구International Brain Research Organization, IBRO는 세계에서 유일한 뇌과학 관련 학술단체의 연합기구다. 특히 최근에는 IBI의 교육 및 훈련 위원회를 주도하는 대표 기관이며, 2019년 제10차 IBRO 국제학술총회IBRO World Congress(한국 대구 개최)를 개최하면서 세계 각국에서 개최되는 IBRO 어드밴스드 스쿨advanced school을 통해 뇌신경윤리 교육 프로그램을 확산하기로 결정했다. 2019년 상하이의 신경과학 연구소에서 개최된 IBRO 어드밴스드 스쿨에서 처음으로 신경윤리 강의가 시작되었으나 아쉽게도 2020년 코로나19 사태가 발생해 모든 IBRO 어드밴스드 스쿨이 중단되어 더 이상 신경윤리 강의가 이루어지지 않고 있다. 그러나 향후 코로나19 사태가 종료되면 신경윤리에 대한 교육이 재개될 것으로 예상되어, 현재 신경과학을 공부하는 학생들을 대상으로 신경윤리 교육을 통한 안전하고 책임 있는 연구자 양성에 기여할 것이다.

마음을 마음대로 조절할 수 있을까

신경조절기술과 신경윤리에 대하여

초판 1쇄 발행   2021년 12월 15일

지은이   류영준, 양지현, 최신우, 유상호, 최민영, 추정완,
김동광, 정성진

펴낸곳   이상북스
펴낸이   송성호
출판등록   제313-2009-7호(2009년 1월 13일)
주소   10546 경기도 고양시 덕양구 향기로 30, 106-1004
전화번호   02-6082-2562
팩스   02-3144-2562
이메일   beditor@hanmail.net

ISBN 978-89-93690-83-5   (03510)